KNAUR

Über die Autorin:
Nina Wagner ist 27 und lebt in Berlin. Nach acht Jahren dramatischer Beziehung trennt sie sich, bricht ihr Studium ab, arbeitet in den angesagtesten Clubs und streift durch das Berliner Nachtleben. Sie bloggt für das Online-Single-Magazin www.imgegenteil.de, wo sie »Head of Sexy Times« ist.

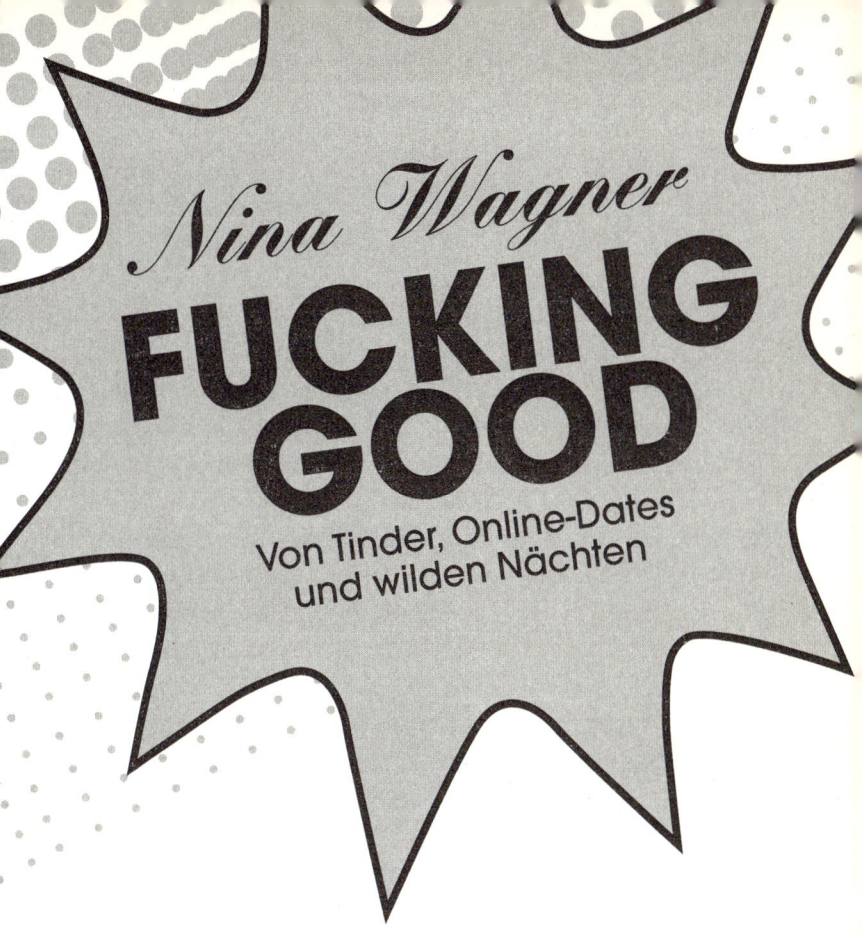

Nina Wagner

FUCKING GOOD

Von Tinder, Online-Dates und wilden Nächten

KNAUR

Besuchen Sie uns im Internet:
www.knaur.de

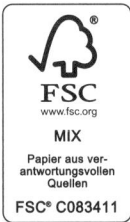

Originalausgabe September 2015
Knaur Taschenbuch
© 2015 Knaur Verlag
Ein Imprint der Verlagsgruppe
Droemer Knaur GmbH & Co. KG, München
Alle Rechte vorbehalten. Das Werk darf – auch teilweise –
nur mit Genehmigung des Verlags wiedergegeben werden.
Redaktion: Birthe Katt
Illustrationen von Apollonia Saintclair
Covergestaltung: ZERO Werbeagentur, München
Coverabbildung: © Apollonia Saintclair
Satz: Daniela Schulz, Puchheim
Druck und Bindung: CPI books GmbH, Leck
ISBN 978-3-426-78755-7

2   4   5   3   1

Inhalt

Intro –
Yeah, noch ein Sexratgeber?

*I*ch werde dir in diesem Buch nicht erklären, wie du multiple Orgasmen bekommst. Oder wie du beim Vögeln am besten aussiehst. Aber ich werde meine Erfahrungen mit dir teilen.

Es gibt unzählige Ratgeber über den perfekten Sex, den perfekten Blowjob, den perfekten Orgasmus oder wie *sie ihn* im Bett stets glücklich macht. Nichts davon hat mich jemals interessiert. Perfekt und Sex passt nämlich nicht zusammen.

Wenn ich etwas in den 13 Jahren, in denen Sex in meinem Leben eine Rolle spielt, gelernt habe, dann, dass ich mich erst mal selbst kennenlernen musste, bevor irgendjemand die Möglichkeit hatte, mich wirklich zu befriedigen. Nur ist der Knackpunkt daran eben, dass man sich ohne die Erfahrungen mit verschiedenen Sexpartnern gar nicht kennenlernen *kann*. Woher soll ich denn wissen, was ich mag und was mich anmacht und worauf ich gar nicht stehe, wenn ich es nicht ausprobiere?

Man begreift sich und seine Sexualität ja auch in jeder Lebensphase anders. Der Sex, den ich mit 17 hatte, war vollkommen anders als der Sex, den ich mit 20 oder 25 hatte. Es kommt nicht darauf an, ob du dein erstes Mal mit 15 oder 25 hattest. Oder ob du mit 5 oder 50 Männern und/oder Frauen Sex hattest.

Trotzdem sind wirklich viele Menschen, egal welchen Alters, im Umgang mit sich, mit ihrem Körper und Sex einfach sehr unsicher. Vordergründig Frauen. Das kann man ändern.

Indem man Tabus einfach mal links liegen lässt und anfängt, sich mit sich und seiner Sexualität auseinanderzusetzen. Und damit meine ich nicht die klassischen Tipps der emanzipatorischen Frauenbewegung des letzten Jahrhunderts. So weit sind wir nämlich allemal. Ich werde hier auch nicht in jedem Satz darauf hinweisen, dass ich keine bestimmte Personengruppe ansprechen möchte, sondern jeden, der sich damit beschäftigen möchte, und dabei ist mir scheißegal, ob du dich als homosexuell, asexuell, heterosexuell oder queer definierst. Ob du ein Mann oder eine Frau oder ein Papagei bist, spielt für mich genauso wenig eine Rolle, aber ich höre die Stimmen, die sich beschweren werden, dass ich meistens nur aus der heterosexuellen Perspektive einer Frau schreibe – stimmt, denn es ist meine persönliche Perspektive, da ich mein Leben eben als heterosexuelle Frau führe, und das ist voll okay, das bin ich. Alles andere wäre fiktiv und auch irgendwie Quatsch. Trotzdem gibt es eben immer wieder enorme Diskrepanzen zwischen den verschiedenen Rollen, die wir so im Laufe unseres Lebens aufgrund unseres Geschlechts einnehmen. Diese werde ich, sofern sie mir begegnet sind, auch genauso offen und ehrlich beleuchten wie alles andere.

1.

Wer bin ich, was will ich, worauf habe ich Lust?

*S*ex ist in unserer Gesellschaft allgegenwärtig. Eigentlich wird uns von Anfang an vorgelebt, wie Sex sein sollte. Klar wird uns erklärt, wie Babys gemacht werden, ob von unseren Eltern, der BRAVO oder im Sexualkundeunterricht in der Schule. Das ist der Grundstein der sexuellen Aufklärung, aber viele sind der Meinung, dass es damit getan ist. Es reicht aber nicht, seinem Kind in einem Alter, in dem es sich noch nichts unter Sexualität vorstellen kann – außer vielleicht in Verbindung mit seinen Eltern oder Barbie und Ken –, zu erklären, wie ein Spermium den Weg zur Eizelle findet. Nur damit man dann glauben kann, seine Aufgabe erfüllt zu haben.

Die Zeit, in der sich die eigene Sexualität entwickelt, ist schwierig und verwirrend und aufregend und spannend – mehr denn je kommen Fragen auf. Und leider geht es den meisten ja so, dass sie niemanden haben, dem sie diese Fragen stellen können. Weil Sexualität eben schon sehr, sehr früh tabuisiert wird und nicht als das behandelt wird, das es eigentlich ist: etwas ganz Alltägliches, das keine Sonderbehandlung benötigt.

Was genau machst du denn, wenn du das erste Mal deine Tage bekommst und auf einmal Blut in der Unterhose klebt, ohne dass du weißt, warum? Oder wenn deine noch nicht vorhandenen Brüste auf einmal anfangen weh zu tun? Wenn du das erste Mal eine Erektion oder einen Samenerguss hast und nicht einordnen kannst, warum das gerade geschehen ist? Selbst wenn dir erklärt wurde, dass das passieren wird, heißt das ja noch lange nicht, dass du das in diesem Moment miteinander in Verbindung bringen kannst.

Ich habe zum Glück ganz wunderbare Eltern, die mir niemals das Gefühl gegeben haben, dass mir irgendetwas unangenehm oder peinlich sein muss. Wenn ich Fragen zu meinem Körper hatte, wusste ich immer, dass ich diese auch stellen konnte. Mir war extrem lange nicht bewusst, wie viel Wert das hat und wie selten es tatsächlich ist, so eine Vertrauensebene mit seinen Eltern zu haben. Das hat mir vieles erleichtert. Schwierig für mich war eher das restliche soziale Umfeld. Viele meiner Freundinnen waren nicht in der Lage, über diese Themen zu reden. Ich sehnte mich nach einer Vertrauten, denn tolle Eltern hin oder her, der Austausch mit jungen heranwachsenden Frauen im gleichen Alter, die das Gleiche durchleben, ist unbezahlbar. Zum Beispiel um über Selbstbefriedigung und die ersten sexuellen Erfahrungen zu sprechen. Aber so weit war ich auch selbst noch nicht.

Ich habe mich das erste Mal mit Anfang 20 selbst zum Orgasmus gebracht. Davor war Selbstbefriedigung für mich irgendwie kein Thema, und ich kann nicht mal genau sagen, warum das so war. Es hat mich einfach nicht interessiert. Mein Verhältnis zu meinem Körper war, wie bei jedem pubertierenden Menschen, zeitweise sehr durchwachsen. Ich fand es zum Kotzen, schon früh große Brüste zu haben. Die Reaktionen in meinem sozialen Umfeld fand ich ebenso zum Kotzen. Von den Mädchen in meiner Klasse wurde ich auf einmal gemieden, weil ich nicht mehr eine von ihnen war, was ich nicht verstand. Die Jungs haben geglotzt, und im Sportunterricht war es ihr Lieblingsspiel, bei jeder Gelegenheit meine Brüste irgendwie zu berühren. Ganz zufällig natürlich. Als ich mich bei meinem Sportlehrer darüber beschwerte, war seine Antwort: »Na, früh übt sich, nicht wahr?!« Pädagogische Meisterleistung. Ich war so hilflos in diesem Moment. Ein paar Jahre später ist er an Prostatakrebs gestorben, kein Scherz.

Mein Ausweg waren aber keine übergroßen Pullis, sondern der Beschluss, mich nicht auf irgendwelche äußerlichen Attribute reduzieren zu lassen, sowie die Auseinandersetzung mit Rollenbildern, mit der Emanzipationsgeschichte, mit meiner Rolle als Frau mit offensichtlichen sekundären Geschlechtsmerkmalen. Das hat mir schon früh geholfen, mich ganz selbstbewusst so zu mögen, wie ich bin. Meistens jedenfalls. Denn es ist egal, ob du groß, klein, dick, dünn, grün oder pink bist. Ob du große Brüste oder einen kleinen Hintern, breite Hüften, muskulöse Waden oder lange Haare hast. Ich weiß, dass dir das vielleicht schon 100 Mal gesagt wurde. Vielleicht aber auch noch nie. In jedem Fall sage ich es gerne noch einmal: Die Einzigartigkeit, das Erkennen dieser Einzigartigkeit und die hoffentlich daraus resultierende Selbstliebe sind die Grundlage für jeden Genuss und jede Befriedigung.

Spieglein, Spieglein

Es ist verdammt schwer, sich in unserer Generation mit sich selbst und seinem Leben wohl zu fühlen. Die Ansprüche an uns sind extrem hoch. Das fängt schon in der Grundschule an. Alle reden drüber, aber selten ändert jemand etwas. Kinder verhalten sich untereinander genauso beschissen wie Erwachsene, vielleicht sogar noch etwas grausamer. Jede minimale Andersartigkeit ist Grund genug, ausgeschlossen zu werden: Jungs mit langen Haaren, Mädchen mit kurzen. Kinder mit Migrationshintergrund oder aus schwierigeren Verhältnissen. Wenn du Pech hast, hast du kein Zuhause, wo du aufgefangen wirst, wenn du mal wieder mit blutiger Nase aus der Schule kommst.

Dazu kommt eine oft grenzüberschreitende Einmischung der Lehrer. Das kann dir helfen, das kann aber auch richtig scheiße sein, wenn dein Lehrer zufällig dieses eine sadistische Arschloch ist, das seinen Bildungsauftrag vollkommen missinterpretiert. Dein Selbstbewusstsein wird schon abgewürgt, bevor es richtig angefangen hat, sich zu entwickeln. Und das ist eine Sauerei. Der persönliche Druck, in diesem seltsamen sozialen Gebilde, der Schule, zu glänzen, ist erdrückend und wenig förderlich für die individuelle Entwicklung.

Ich habe das damals einfach nicht verstanden und habe versucht, mich genauso zu verhalten wie alle Mädchen um mich herum. Ich wollte riesige Plateauschuhe tragen und heimlich rauchen und zu dem Jugendclub-Discoabend bis 22 Uhr gehen. Aber ich durfte keine zwölf Zentimeter hohen Plateauschuhe tragen. Der Kompromiss waren Sneaker der gleichen Marke (wofür ich heute durchaus dankbar bin). Aber ich war somit eben nicht Teil des Inner Circle, also lieh ich mir die Schuhe immer von Freundinnen. Nur um mich gleichwertig zu fühlen. Ich war gerade mal zwölf Jahre alt, steckte frühreif schon mitten in der Pubertät und verbog mich, bis ich das Gleichgewicht nicht mehr halten konnte.

Jeder kennt die coolen Kids der Schule. Der Hype und die Idealisierung sind wie ein schlechter BRAVO-Starschnitt. Wie oft man vor dem Spiegel steht, sich fragt, was einem eigentlich fehlt, und sich so nach und nach einen Komplex nach dem anderen zusammenbastelt … Das fängt viel zu früh an, man wird nach äußeren Merkmalen kategorisiert, und meiner Meinung nach versucht kaum jemand, irgendwie zu intervenieren. Du wirst also von klein auf dazu erzogen, dich entweder anzupassen oder Außenseiter zu sein. Und vor allem musst du dich in eine Rolle pressen lassen, in der du dich vielleicht gar nicht wohl fühlst, dich aber nicht traust, in eine andere zu schlüpfen.

Das zieht sich dann durch dein ganzes Leben. Immer und überall gibt es diese eine Person, die dir zeigt, was du alles nicht hast und nicht kannst. Und diese eine Person gibt es nur, weil du sie selbst konstruierst. Denn lass dir eins gesagt sein, solange du deine Fehler im Perfektsein anderer suchst, wirst du immer fündig – und immer unzufriedener. Stop it. Now.

Das erste Mal so richtig bewusst wurde mir das mit dem Perfektionszwang mit 14. Ich war gerade sechs Monate mit meinem ersten Freund Pat zusammen. Ein etwas prolliger Dorffußballer und der Cousin meiner damals besten Freundin, von der ich mir immer die Buffalos lieh. Er war ein paar Jahre älter als ich, und ich war so Hals über Kopf in ihn verliebt, dass ich mein Glück einfach nicht fassen konnte, als wir nach einmal Knutschen ganz offiziell ein Paar waren. Mir war damals auch sofort klar, dass ich mit Pat das erste Mal Sex haben wollte. Einerseits, weil ich es endlich erlebt haben wollte, andererseits, weil er ja nun mein fester Freund war. Pat hatte schon Erfahrung, was ich super fand.

Mein erster Sex mit ihm war vollkommen unspektakulär. Es tat weder weh, noch blutete ich. Das war meine größte Angst gewesen, davon hatte ich schon viel gelesen. Daran erinnere ich mich, und an das Bad-Boys-Poster an seiner Wand. Ansonsten, wie gesagt: unspektakulär. Aber, noch viel wichtiger: Ich hatte sofort Spaß daran, was ja im Idealfall so sein sollte, aber oft eben nicht der Fall ist.

Toll an Pat war, dass ich mit ihm viel ausprobieren konnte. Keine außergewöhnlichen Sachen, aber ich hatte ja keinerlei Erfahrung. Wir hatten Sex in jeder Stellung, die uns einfiel, also so ca. drei. Er oben, ich oben und von hinten. Wir probierten auch alle möglichen Kondome aus, gerne auch mit Farbe und Geschmack, was meistens einfach eklig war. Einmal war ich einkaufen und wollte extraverrückte Kondome besorgen, aber die Verkäuferin wollte mir ob meines Alters keine verkaufen. Also kam meine Mutter dazu und machte die Verkäuferin vor allen anderen im Laden zur Schnecke, dass sie froh sein solle, wenn junge Menschen verhüten wollen, statt ebendas zu verhindern. Mir war das erst saumäßig peinlich, aber dann war ich ganz furchtbar stolz.

Irgendwann entschied ich mich, die Minipille zu nehmen. Eigentlich ist es schon verrückt, dass man heranwachsenden, sehr jungen Frauen Hormone zur Verhütung verschreibt, aber besser, als ungewollt schwanger zu werden, ist das vermutlich allemal. Und das wollte ich wirklich vermeiden.

Ich habe die Pille gar nicht gut vertragen und neben anderen echt unangenehmen Nebenwirkungen innerhalb weniger Wochen mehrere Kilo zugenommen. Und das störte Pat, was er mir auch ziemlich deutlich zu verstehen gab. Und zack, fühlte ich mich zu dick, was, selbst wenn ich es gewesen wäre, ziemlich ätzend ist. Da stopfst du jeden Tag diese Scheißhormone in dich rein und tust deinem Körper in jungen Jahren schon sonst was an, und der Typ beschwert sich auch noch auf so eine unmögliche Art darüber. Ab diesem Punkt habe ich mich nicht mehr wohl mit Pat gefühlt, und die Beziehung war schneller vorbei, als es ihm lieb war. Ich werde immer noch stinksauer, wenn ich daran denke. Zum Glück bin auch ich inzwischen älter und weiser. Pat habe ich übrigens vor ein paar Monaten, nach über zehn Jahren, mal wieder zufällig auf der Straße getroffen. Er ist dick geworden und sah alt und traurig aus. Ich war ein klitzekleines bisschen schadenfroh. Aber das Mitleid überwog sehr schnell.

Forever and ever?

Mit 16 stolperte ich in meine erste lange Beziehung. Marius war meine erste große Liebe. Er war einige Jahre älter als ich, und mich faszinierte alles, was er machte. Vornehmlich seine Musik (er spielte in diversen Bands), sein Wissen über alle Punk- und Metalbands dieser Welt und seine leuchtenden Augen, wenn er davon erzählte. Ich konnte es kaum fassen, als er wirklich anfing, sich für mich zu interessieren. Und sich in mich verliebte. Wir zogen das volle Programm durch. Große Romantik, Familie kennenlernen, erste gemeinsame Wohnung. Erst viel Sex, dann immer weniger, dann viele Reibereien und des anderen Müde-Werden.

Mit der zunehmenden Unzufriedenheit, auch was den Sex betraf, fing ich an, mich selbst zu entdecken. Klingt extrem pathetisch, ist aber wirklich so. Vielleicht lag es auch an meinem neuen Umfeld – endlich Abitur, raus aus der Schule, rein in den Club. Mindestens viermal die Woche schmiss ich in einem der bekanntesten Technoclubs Berlins den Einlass. Kohle kassieren, Gästeliste checken, Idioten wegschicken, 100 Leute in einer Minute kennenlernen, alle deine neuen besten Freunde, ist klar.

Rauchen und die zwei bis zehn obligatorischen Feierabenddrinks gehörten einfach dazu. Erste Kontakte mit anderen Drogen auch. Alles, was Marius davon mitbekam, war mein Clubparfum, wenn ich frühmorgens ins Bett krabbelte. Was ihn (zu Recht) so sehr störte, dass ich mir angewöhnte, vorm

Schlafengehen einfach noch mal zu duschen – was rückblickend, so übermüdet und oft angetrunken wie ich war, echt gefährlich war. Living on the Edge. Aber statt mir besoffen das Genick zu brechen, entdeckte ich die verschiedenen Einstellungsmöglichkeiten meines Duschkopfes. Beste Entdeckung des Jahrhunderts, wirklich.

Ich weiß noch genau, wie es mir wie Schuppen von den Augen fiel. Ich brauchte keinen Typen, um einen Orgasmus zu bekommen. Im Gegenteil. Ab diesem Tag fand ich es eine ganze Weile spannender und intensiver als alles andere, mich selbst zu befriedigen. Unter der Dusche, in der Badewanne, auf dem Fußboden, mit der Hand, mit dem Duschkopf. Das weckte auch mein Interesse an Sexspielzeugen, und ich guckte mir das erste Mal im Internet diverse Seiten mit einer bunten Auswahl an Dildos, Vibratoren und Co. an. So richtig angemacht hat mich die Vorstellung damals aber noch nicht, einfach weil ich keinerlei Vorstellung hatte, was ich damit anfangen sollte und wie es sich anfühlte.

Und ich hätte mich auch einfach nicht getraut, das mit Marius zu besprechen. Vermutlich aus Angst, ihn vor den Kopf zu stoßen, und auch aus der eigenen Unsicherheit heraus. Vielleicht auch aus Angst vor der Ablehnung der Ideen, die sich langsam in meinem Kopf zusammenpuzzelten.

Rückblickend war ich in vielen Bereichen wirklich nicht sehr offen. Ich hatte zwar eine ganz andere Selbsteinschätzung, aber eigentlich erfüllten Marius und ich das klassische Klischee eines jungen Paares, das sich einfach nur immer wieder im gleichen langweilig spießigen Kreis um sich selbst dreht.

Ich war zum Beispiel sehr eifersüchtig. Die Vorstellung, dass Marius mit einer anderen Frau auch nur in Gedanken irgendwie sexuellen Kontakt haben könnte, hat mich wahnsinnig gemacht, weil es – ganz real – schon vorgekommen war und ich mich verraten und betrogen fühlte. Von ihm, von der anderen Frau, von den Freunden, die es gewusst, aber nichts gesagt haben, von der Welt und ihrer leisen Gemeinheit. Ich habe einfach nicht verstanden, warum er andere Frauen auch gut fand. In meiner Vorstellung von Liebe gab es genau zwei Menschen und sonst nichts. Anders lernt man es ja auch nicht. Obwohl ich mich für sehr kritisch und aufgeklärt hielt, merkte ich doch nicht, wie ich versuchte, das zu leben, was ich an anderen eigentlich immer beschissen fand.

Am schlimmsten war, dass ich das Gefühl hatte, ihm nicht zu reichen. Ihn nicht befriedigen zu können. Ich habe trotzdem ganz krampfhaft an dieser Beziehung festgehalten. Und dabei habe ich mich selbst ganz vergessen. Er hat mich ja genauso wenig befriedigt. Aber zu dieser Erkenntnis bin ich erst eine ganze Weile später gekommen.

Eigentlich bin ich ihm sogar dankbar für die ganzen beschissenen Erfahrungen, denn ohne diese hätte ich vielleicht erst viel später angefangen, mich für andere Männer zu interessieren. Und mir ist in dieser ganzen Sache etwas sehr Wichtiges klar geworden: Es gibt nicht immer nur den einen Schuldigen. Das eine Arschloch, das die Beziehung zerstört. So habe ich das nämlich immer gesehen, das ist aber Quatsch. Ich war auf meine Art auch ein Arschloch, und ich hab es ja genauso wenig geschafft, die Beziehung zu beenden.

Ich frage mich ja, was es ist, das uns so lange in den ersten langen Beziehungen hält. Obwohl wir uns bis auf die Knochen aufreiben. Wie entwickelt man denn so eine Selbstzerstörungswut in einem Rahmen, der eigentlich etwas Schönes sein sollte? Wir verwandeln einen Schutz- und Ruheraum in ein abgefucktes Machtspiel. Das ist unglaublich bescheuert, geht aber echt vielen Menschen so. Die meisten meiner Freunde haben diese eine Beziehung, in der am Ende keiner mehr klarkommt. In der man sich so oft und tief verletzt hat, dass es kaum möglich ist, sich noch auf einer kontrollierten, rationalen Ebene zu treffen.

Natürlich kam es irgendwann doch zur Trennung von Marius, schön dramatisch, mit aufgeschürften Knien und vielen Tränen. Aber das gehört halt auch dazu. Ich glaube ja, dass wir das beide auch irgendwie bewusst bis zum Ende ausgereizt haben, weil immer diese Restangst bleibt, dass man etwas oder jemanden gehen lässt, den man vielleicht doch ganz dringend braucht. Weil man nichts anderes so gut kennt und doch auch jeder Streit irgendwie im sicheren, vertrauten Rahmen abläuft.

Irgendwann erreichten wir aber den Punkt, an dem nichts mehr ging. Alles war verkeilt und verzogen, absolute Lähmung. An Freundschaft war auch nicht mehr zu denken, jeder von uns so gekränkt und traurig.

Bis ich eine Wohnung fand, schlief ich wochenlang auf dem Sofa im Wohnzimmer oder bei Freunden. Eigentlich beschissen, aber ich war auf einmal Single und arbeitete im Berliner Nachtleben. Ich platzte vor Neugier und Lust auf mein neues Leben, und das ist die maximale Spaßgarantie. Ich wollte den ganzen Scheiß einfach hinter mir lassen, frei und glücklich sein, machen, was ich will, ohne schlechtes Gewissen erst in den Morgenstunden nach Hause kommen, egal, ob ich nach Schnaps und Zigaretten roch. Das war in dem Moment wirklich mein Begriff von Freiheit. Emotionaler Freiheit. Ich dachte, dass ich damit das Kapitel Marius einfach schließen könnte.

Ganz so einfach kam ich aus der Beziehung natürlich nicht heraus. Aber ich fand immerhin endlich eine Wohnung. Einen

Tag vor dem Umzug brach ich mir den Mittelfuß an, dazu sagte mir die Hälfte meiner Freunde, die mir helfen wollten, ab, und ich stand, auf Krücken, mit drei Menschen, vollkommen verzweifelt, auf der Straße, weil der Typ, der den Umzugswagen fahren sollte, einfach nicht auftauchte. Ich rief Marius an, den ich extra weggeschickt hatte, um das ganze Drama nicht noch schlimmer zu machen, und bat ihn um Hilfe. Fail. Das war vielleicht der anstrengendste Tag, an den ich mich erinnern kann. Es tut einfach scheiße noch mal weh, nach so vielen Jahren zu realisieren, dass man viel zu lange an etwas festgehalten hat, das schon lange vorher aufgehört hat zu existieren.

Mit dem Ende der Beziehung löste sich irgendwie auch mein engerer Freundeskreis auf, was die ganze Sache nicht einfacher machte.

All das änderte aber nichts an meiner Lust. Lust auf neue Erfahrungen, neue Freunde, neue Männer und neuen Sex. Ich wollte mich Hals über Kopf in mein neues Singleleben stürzen. Wie ich an all das kommen sollte, wusste ich nicht genau, aber das würde sich schon irgendwie ergeben, da war ich mir sicher.

Lust

Ich hatte einfach keine Lust. So gar keine Lust. Ich wollte mich in meinem Bett vergraben, stundenlang irgendeine stumpfe oder vielleicht auch dramatische Serie gucken, mich sinnlos durch Facebook und belanglose Tumblr-Seiten klicken. Nur um mich abzulenken, bis ich wieder einen Grund fand, aufzustehen. Ich hätte eigentlich eine Hausarbeit und ein Essay schreiben müssen. Der Boden in der Küche klebte schon, die Wäscheberge in meinem Zimmer nervten mich.

Trotzdem konnte ich nichts dagegen tun. Ich konnte nur im Bett liegen. Klick. Klick. Klick. Wie manövriere ich mich eigentlich am besten selbst in eine richtig schöne Depression?

Gerne hätte ich meine Laune auf den kommenden Winter geschoben. Konnte ich aber nicht, ich mag Winter. Die leise Dunkelheit, die Atemwölkchen. Den ersten Frost, das erste Knirschen unter den Füßen. Tee und Kerzen. Vielleicht hätte ich einen traurigen Film gucken sollen, dann hätte ich endlich mal weinen können. Vielleicht.

Das letzte Mal geweint habe ich, als ich die restlichen Sachen aus der gemeinsamen Wohnung mit Marius holte. Eigentlich hatte ich mich darauf gefreut, ihn zu sehen. Ich hatte einfach verdrängt, wie es sein würde, in mein altes Zuhause zu kommen. Denn das war es für eine lange Zeit gewesen. Und dann war es schlimmer als schlimm. Da läuft man wochenlang fehlerfrei durch ein Minenfeld, und dann zündest du in dir eine Handgranate. Die Wohnung hatte überall Löcher, wo meine Möbel fehlten. Und meine Bücher. Unser Bild lag verstaubt auf dem Gesicht im Regal. Daneben eines der alten Passbildautomatenbilder, die jeder Idiot in Berlin macht. Ich griff instinktiv danach, und als ich realisierte, dass es nicht unser Bild war, sondern eines mit einer anderen Frau, brach noch einmal irgendetwas in mir.

Beim Packen weinte ich leise, ohne Pause. Marius stand hilflos daneben, konnte weder vor noch zurück. Ich ließ mich nicht von ihm anfassen und redete kein Wort mit ihm. Damals habe ich nicht verstanden, dass ihm unsere Trennung und diese spezielle Situation auf seine Art genauso schrecklich weh taten wie mir. Weil er wusste, dass er ein Arschloch war, und damit musste man erst mal leben.

Ich hatte mich getrennt. Ich wusste, dass es andere Frauen gegeben hatte und gab. Und dass nach mir noch viele kommen würden. Trotzdem verletzte mich das. Irgendwie war es respektlos dem gegenüber, das wir zusammen gehabt hatten. Letztendlich war es einfach das Bewusstsein, dass man so beliebig austauschbar ist. Und das tut scheiße weh, weil man in dem Moment ja auch nicht daran denkt, dass man selbst auch Menschen austauschen kann und das auch macht.

Ich hatte aber auch noch keine Vorstellung davon, wie eine Beziehung sonst aussehen könnte. Es war einfach eine Grundvoraussetzung für mich, dass man ehrlich zueinander sein muss. Mich verletzten nicht zwangsläufig die anderen Frauen, eher die Unehrlichkeit. Und dass er mit einer guten Freundin von mir schlief. Arschlöcher. Beide.

Die kleine Depression danach hatte ich mir wirklich verdient, finde ich.

Also lag ich alleine in einer fremden, halb eingerichteten Wohnung rum und starrte die Wand oder den Bildschirm meines Laptops an. Und dann schrieb ich Levi.

Forever – und dann? Robin und Levi

Er ist erste Mann, mit dem ich nach der Trennung von Marius schlafen will. Er ist ein komischer Kauz, den ich von diversen Partys und gemeinsamen Freunden flüchtig kenne. Levi ist kein Mensch, den man auf einer Party nicht bemerken kann. Er ist tatsächlich unfassbar witzig, und sein Selbstdarstellungsdrang ist so enorm, dass er innerhalb kürzester Zeit immer die Unterhaltungen in der Runde bestimmt. Er hat so eine große Klappe, dass ich nur immer wieder über sein aufgeblasenes Ego staunen kann. Er beschäftigt sich irgendwie mit Computern und schreibt für ein paar trashige Magazine. Er mag Feuersalamander genauso gerne wie ich. Und er hat eine große Narbe auf der Stirn. Das finde ich sexy.

Ich liege deprimiert im Bett rum, und mein Gleichgültigkeits-level ist hoch genug, dass ich mich traue, Levi zu schreiben, und dabei weiß, dass mir eine Abfuhr auch nicht mehr viel ausmachen würde. Immerhin sind wir schon Facebook-Freunde – ich schreibe, und er geht sofort darauf ein. Mein erster Social-Media-Flirt – viel einfacher, als ich dachte.

Levi macht mir den Einstieg aber auch extrem leicht. Seine Fragen sind sehr gezielt und so offen und direkt, dass ich sofort begeistert bin. Er will alles wissen: meine Vorlieben im Bett, ob ich auf Sperma stehe und ob ich große Schwänze mag. Ich habe mir bis zu diesem Zeitpunkt nicht mal wirklich Gedanken darüber gemacht, ob die Penisgröße irgendwie ausschlaggebend ist. Vielleicht, weil ich noch nie Sex mit einem Mann mit wirklich kleinem Penis hatte.

Eigentlich will er nur darauf hinaus, mir Bilder von seinem durchaus großen Penis zu schicken. Irgendwie finde ich das befremdlich, aber auch sehr spannend. Soll er mir doch Bilder schicken, wenn er drauf steht. So bekomme ich meine ersten Schwanzbilder. Viele. Erigiert, nicht erigiert, mit Sperma, im Zug, im Bett, im Flugzeug. Meine Unerfahrenheit lasse ich mir nicht anmerken, weil ich irgendwie Angst habe, dass es mich uninteressanter macht. Ihm schicke ich auch meine ersten Nacktbilder. Das ist so aufregend und neu und versaut. Ich fühle mich erwachsen dabei, und später, als die Bilder, seine und meine, mit meinem ersten Laptop ins Jenseits befördert werden, bin ich wirklich traurig.

Levi und ich schreiben uns fast jede Nacht und verstricken uns immer weiter in erotische Fantasien.

Der erste Mann, mit dem ich dann tatsächlich schlafe, sitzt seit ein paar Tagen jeden Abend besoffen und traurig an der Theke bei uns im Club. Ich bestelle mir gerade meinen ersten Feierabenddrink – Wodka-Cranberry mit Limette –, als er mir aus Versehen seinen Drink ins Dekolleté kippt. Whiskey-Cola zwischen den Brüsten mag ich ja besonders gerne. Vollidiot. Aber wir kommen irgendwie trotzdem ins Gespräch. Robin trauert um seine Ex-Freundin, die ihn verlassen hat, und ertränkt das jetzt jeden Abend in einem feinen Mix aus Whiskey und Wodka. Es geht sehr schnell um gescheiterte Beziehungen und die Elefanten in unseren Porzellanherzen.

Und auf einmal finde ich ihn doch ganz heiß. Tätowiert bis unters Kinn, rotzevoll, nur am Pöbeln – eine Schwäche für Punker hatte ich irgendwie schon immer. Wir trinken und pöbeln und stolpern über die Tanzfläche und helfen uns gegenseitig, kurz zu vergessen, was uns quält.

Dass er mich dann tatsächlich sehr höflich fragt, ob er mich küssen dürfe, lässt mich leise kichern. Wir sitzen gefühlte Stunden knutschend an der Theke, bis ich genug Mut dazu habe, ihn zu fragen, ob wir gemeinsam nach Hause wollen. Er ist sofort dabei, und wir teilen uns ein Taxi. Zu ihm. In seine Eigentumswohnung mit Badewanne und Balkon in Mitte. So Punkrock.

Die ganze Bude ist vollgestopft mit komischen Sachen. Im Wohnzimmer steht eine riesige Anlage, deren Boxen Affenkostüme tragen, irgendwo lehnt ein orangener Berliner Straßenmülleimer, Spielautomaten, Straßenschilder, Skateboards in jeder Ecke und riesige, zum Teil echt schlechte Graffiti an den Wänden. Auf dem Klo wohnt ein aggressiver Hummer im Aquarium, den ich wirklich gruselig finde. Aber irgendwie Punkrock.

Er bietet mir ein kaltes Bier an, und jetzt bin ich doch etwas verlegen. Ich stehe unsicher an der Wand in der Küche, er reicht mir die Flasche und zieht seine Jacke aus. Als Robin zu mir kommt, mich küsst und gegen die Wand drückt, weiß ich wieder, warum ich hier bin. Wir ziehen uns gegenseitig aus, Stück für Stück, bis ich in Unterwäsche vor ihm stehe. Es ist wild und unkoordiniert. Ist aber auch richtig schwer, irgendwie aus superengen Jeans rauszukommen, ohne dabei total beknackt auszusehen. Unsere Zähne stoßen oft aneinander, und unsere Zungen verfehlen sich immer wieder. Ich finde es trotzdem super. Weil es neu ist. Und anders.

Wir haben zweimal unspektakulären Sex, und ich komme kein einziges Mal. Vielleicht, weil wir nicht so richtig harmonieren. Oder weil ich so aufgeregt und gespannt und fasziniert bin, wie anders Sex doch sein kann und wie mein Ego sich dadurch wieder aufbaut. Oder einfach, weil wir rotzevoll sind.

Dafür haben wir morgens noch mal Sex, und das ist viel besser. Vielleicht, weil wir fast nüchtern sind, vielleicht, weil ich über Nacht einfach selbstbewusster geworden bin. Vielleicht, weil ich endlich anfange, mich zu entspannen. Auf einmal ist mir klar, dass wir nur Sex haben würden. Es geht nicht um Romantik oder Verlieben. Es geht um Sex. Nicht mehr und nicht weniger. Und diese Erkenntnis ist wunderbar, weil sie für eine Leichtigkeit bei mir sorgt, die ich vorher nicht hatte. Einfach mal nicht alles zerdenken.

Und so kommt es, dass ich noch völlig verstrahlt in der U-Bahn nach Hause sitze, als mich ein leises »Hallo, Nina« aus meinen Sextagträumen reißt. Fuck. Natürlich muss Levi auftauchen, wenn ich mit verschmierter Schminke, roten Flecken im Gesicht, Fahne bis zum Fernsehturm und wirren Haaren von meinem ersten One-Night-Stand komme. Was soll das denn?

»Du siehst durchgefickt aus!« Ähm, bitte? Charmant wie

immer. Ich muss trotzdem grinsen. Zum Glück muss er schon nach einer Station gemeinsamer Fahrt wieder aussteigen und ich nicht weiter rot werden, falls das überhaupt möglich ist. Meine Ohren glühen. Aber warum eigentlich schämen? Ein paar Stunden später kommt Levis Nachricht: »Heute Lust auf Kino?« Erstes Date im Kino? Ist ja richtig kommunikativ. Aber sein Argument, dass wir nachmittags gehen würden, wenn kein anderer ins Kino geht, und wir den ganzen Film lang knutschen und fummeln könnten, überzeugt mich doch sehr schnell. Außerdem, zwei neue Männer an zwei aufeinanderfolgenden Tagen? Hell, yes!

Er schlägt das Kino am Hackeschen Markt vor, wir trafen uns vorher in einer der Touristenbars unter der S-Bahn. Ziemlich schlau, wenn man der Gefahr aus dem Weg gehen möchte, Bekannte zu treffen – hier hält sich nämlich kein in Berlin Lebender freiwillig auf.

Wir sind tatsächlich alleine im Kino. Obwohl ich kaum etwas von dem Film mitbekomme, kann ich mich später immer noch erinnern, dass es irgendeiner dieser Action-Blockbuster mit Vin Diesel war. Aber bis wir uns im Kino küssen, dauert es die ganze Werbung, die Kinovorschau und die ersten fünf Minuten des Films. Ich erinnere mich an diesen ersten Kuss. Ganz neugierig und vorsichtig. Die Überraschung, wenn man den anderen das erste Mal schmeckt, wenn sich die Lippen und die Zunge das erste Mal berühren. Und genau in diesem Moment kommen tatsächlich noch drei junge Typen mit Nachos und Popcorn in den Saal. Und natürlich setzen sie sich genau zwei Reihen hinter uns. Damit ist der Zauber des Kino-Dates verflogen. Wir gehen einfach, nach nicht mal der Hälfte des Films.

Dafür ist der Spaziergang zu ihm in die Torstraße in Berlin Mitte umso spannender. Wir berühren uns während des Laufens nicht, aber alle paar Meter zieht er mich in Hauseingänge und Toreinfahrten, um mich zu küssen. Dabei kichern wir viel. Am Eingang eines 50er-Jahre-Neubaus schließt er die Tür auf und bittet mich in eine unschöne, seit der Wende unsanierte, Männer-WG. Hat er mir vorher erzählt, dass er mit Ende 20 in einem Hochbett schläft? Falls er es getan haben sollte, habe ich es anscheinend sofort verdrängt. Hochbetten sind wie Actionfiguren, Pferdeposter, Kuscheltiere, Modellautos und andere Relikte der längst vergangenen Kindheit unsexy as hell! Okay, ich gebe zu, ich habe auch einen ollen Teddy-bären im Bett. Mist. Aber den armen Kerl kann ich im Ernstfall einfach im Wäschekorb verschwinden lassen. Ein Hochbett lässt sich schlecht verstecken.

Egal, es ist ja eh zu spät. Wir klettern auf sein Hochbett und machen rum. Auf einmal hält er mich am Kinn fest: »Erzähl mir von gestern Nacht. Ich will genau wissen, was du mit dem Typen gemacht hast!« Am Anfang ist es mir etwas un-angenehm. Es ist echt noch mal was anderes, direkt dar-über zu reden, schreiben ist da wirklich einfacher. Levi stellt, wie auch beim Chatten, sehr direkte Fragen, über die ich immer erst eine Weile nachdenken muss.

»Hast du sein Sperma im Mund gehabt? Wie hat es ge-schmeckt? Wie hat sich seine Eichel an deiner Zunge ange-fühlt? Hat er deinen Kitzler gefunden? Hattet ihr Analsex?«

Ich glaube, er ist ein bisschen enttäuscht, dass ich seinem Vorgänger weder einen geblasen noch Analsex mit ihm ge-habt habe. Trotzdem scheint ihn die Vorstellung, wie ich Sex mit einem anderen habe, anzumachen. Dabei fasst er mir immer an die Brüste, fast so, als müsse er sich davon über-zeugen, dass er auch große Brüste gut findet. Die mag er sonst nämlich nicht so.

Levi ist der erste Mann, der mit mir beim Sex auch richtig

kommuniziert. Er spricht ganz offen aus, was er will, und vor allem auch, was er macht. Was mich anfangs total verunsichert. Kein Wunder, wenn du mit einem noch relativ fremden Mann im Bett liegst und er auf einmal sagt: »Press deine Brüste zusammen, ich will meinen Penis dazwischenschieben. Guck mich an! Ich will dir so gern ins Gesicht spritzen und mein Sperma dann auf deinen großen Brüsten verteilen«, als wäre es das Selbstverständlichste der Welt.

Aber ich gewöhne mich relativ schnell daran, und dann macht es mir richtig viel Spaß mit Levi. Wir experimentieren und lachen und haben Sex, ohne Sex zu haben. Er erzählt mir, während ich seinen Penis im Mund habe, viel über Blowjobs, Würgereflexe und Techniken, den Orgasmus lange hinauszuzögern. Das ist spannend und aufschlussreich, weil ich einfach sehr viel davon nicht weiß.

Wir schlafen sofort danach ein. Löffelchen. Ich wache von seiner Erektion wieder auf, und dann haben wir doch Sex. Im Halbschlaf, schnell und hart und sehr kurz. Aber immerhin ans Kondom gedacht.

Am Morgen ist es kühl, und es riecht nach kaltem Rauch. Er schläft noch, ich muss aufs Klo. Vorsichtig klettere ich über ihn hinweg und die scheiß Hochbettleiter runter, stoße mir dabei das Schienbein, sammle meine Klamotten ein, gehe auf die Toilette und beschließe, lieber heimzufahren, als noch mal auf das Hochbett zu klettern. Nicht weil der Sex schlecht war oder ich Levi nicht mag, ich würde das durchaus wiederholen. Aber manchmal ist die Sehnsucht nach der eigenen Dusche und dem eigenen Bett doch größer. Anstandshalber schreibe ich ihm noch eine SMS.

Ein paar Tage später schreibt er mir bei Facebook, dass er wünschte, wir hätten nicht miteinander geschlafen. Ich wundere mich ein bisschen und frage, warum er das denke.

Er antwortet, dass er das Interesse verliere, wenn er beim ersten Date mit einer Frau schlafe, weil diese sich dann generell in ihn verlieben würde. Und dass ich mich doch bitte nicht in ihn verlieben solle, da er wirklich keine Beziehung suche. Ich bin kurz perplex. Die Aussage ist so überheblich, sexistisch und unangebracht, dass ich fast lachen muss. Fast. Hab ich ein Glück, dass ich ihm nicht gestern schon einen Heiratsantrag gemacht habe. Idiot. Next.

Trotzdem bin ich wirklich sehr froh über die Erfahrung mit Levi, weil ich erst dadurch so richtig wach geworden bin. Zumindest fühlt es sich so an. Als hätte ich jahrelang einfach geschlafen, ohne zu wissen, dass ich schlafe. Oder besser gesagt, meine Lust. Und vielleicht ist das ja auch ganz oft so, dass man erst einen bestimmten Punkt erreichen muss, unabhängig vom Alter, einfach einen Wendepunkt im Leben, um ein anderes Bewusstsein für sich und seine Sexualität zu bekommen. Sei es, wie bei mir, das Ende einer langen Beziehung oder etwas ganz anderes.

Irgendetwas hat sich seitdem in mir angefangen zu lösen. Zumindest war mir nach Levi klar, dass ich gerne viele Erfahrungen sammeln wollte und dass das nicht bedeutete, dass ich mich in jeden Mann, mit dem ich schlafen würde, verlieben müsste. Das wird Frauen ja gerne mal nachgesagt. Zumindest eher als Männern. Voll unfair, und vor allem hindert es doch jeden daran, einfach mal vorbehaltlos mit jemandem ins Bett zu gehen. Weil man sich sofort Sorgen macht, ob der andere vielleicht denken könnte, dass man viel mehr erwartet als eben nur diesen Moment zusammen. Und weil sich der andere Sorgen macht, dass man sich vielleicht doch mehr erhofft als das, was es ist – ein paar Stunden Spaß. Und wenn es dann auch noch toll war und man harmoniert, ist diese Angst noch viel größer, und auf einmal steht sie zwischen zwei Menschen wie ein kleiner Elefant und verhindert, dass man es einfach gut finden kann, was man gerade zusammen hatte.

Diese Angst überschattet viel zu oft alles. Bestimmt ist es auch in vielen Situationen so, dass man sich wirklich vorstellen kann, den anderen wiederzusehen, vielleicht auch öfter, warum auch nicht, wenn es schön war und beide es genossen haben. Nur weil man es nicht dabei belässt, einmal miteinander im Bett gewesen zu sein, und Lust hat, öfter oder sogar regelmäßig mit jemandem Sex zu haben, und außerhalb der Lust vielleicht sogar mal was trinken geht, bedeutet das noch lange nicht, dass irgendjemand erwartet, dass man eine feste Beziehung eingeht. Diese Panik vor Bindung, oder besser gesagt, die Panik vor der eventuellen Erwartung einer festen Bindung, macht so unnötig viel kaputt. Dann frage ich mich immer, woher diese Ängste eigentlich kommen. Wenn man keine Lust auf eine Beziehung mit jemandem hat, zwingt einen doch keiner, eine zu führen, oder? Ich glaube, dass es eine Mischung aus Konfliktangst, der Angst vor den eigenen Gefühlen und dem Druck durch Erwartungen von außen ist.

Denn einerseits existiert das konventionelle Beziehungs- und Familienbild von vor 50 Jahren natürlich immer noch. Damit meine ich das Bild des Traumpartners, der irgendwann einfach vor einem steht und mit dem man dann für immer eine monogame Partnerschaft führen wird, zwei bis drei Kinder bekommt, in ein kleines Haus im Grünen zieht, sich vielleicht einen Hund anschafft und glücklich bis zum Lebensende ist. Oder eben unglücklich. Ich will damit nicht ausschließen, dass es derartige Geschichten gibt. Und wenn das die Wunschvorstellung beider ist, dann herzlichen Glückwunsch, Jackpot. Aber es ist meiner Meinung nach ein sehr veraltetes, konservatives Bild von Beziehungen, es gibt so wahnsinnig viele Alternativen, die man sich zumindest mal durch den Kopf gehen lassen könnte. Warum sollten wir denn auch genau in diesem Bereich so unflexibel bleiben, obwohl wir in allen anderen Bereichen unseres Lebens so wahnsinnig modern und beweglich sind und sein müssen?

Wir tragen jeden Tag unser eigenes Ego nach außen, sei es durch unsere Kleidung, unsere Meinung, die wir öffentlich kundtun, oder irgendwelche Bilder, die wir im Internet hochladen, damit uns andere bestätigen können, wie gut wir aussehen. Wir suchen uns aus, welchen Ausbildungsweg wir einschlagen, und sind in dieser Entscheidung so frei wie noch nie. Und dann sind wir in dem Bereich, in dem die persönliche individuelle Entfaltung vielleicht am wichtigsten ist, so gelähmt, als stehe jede Veränderung, jede Erneuerung unter Strafe. Vielleicht ist es eine Mischung aus der Angst vor der Verurteilung anderer und der Angst vor dem Unbekannten. Denn nur das Erlebte und schon Erprobte erscheint uns immer als besonders sicher. Aber was muss passieren, damit wir uns mal selbst in den Arsch treten und anfangen, all die Variationsmöglichkeiten in dem Dschungel aus Liebe, Sex und Zärtlichkeiten zu sehen?

Um ebendiesen Fortschritt im persönlichen Leben auch wirklich umzusetzen und nicht immer nur darüber zu reden, ist es für mich ganz wichtig, zu wissen, wer ich eigentlich bin. Was ich will. Auf was ich Lust habe. Welche Ansprüche ich an Menschen habe. Oder zumindest den Ansatz, eben genau das herausfinden zu wollen. Man wacht ja nicht morgens mit der absoluten Erkenntnis auf, was man so will, und los geht's.

Denn wer sollte bei dieser Frage auch sonst im Mittelpunkt stehen? Primär muss man sich selbst mögen. Und das muss man oft erst lernen. Ich habe ja schon einiges über meine früheren Konflikte und Komplexe erzählt. Ganz ehrlich, vermutlich verliert man manche Unsicherheiten nie. Manchmal sind sie präsenter, manchmal sind sie nur ein Hintergrundrauschen. Man muss nur lernen, damit umzugehen, und akzeptieren, dass man sich nicht immer wie die schönste Person der Welt fühlen kann. Viel wichtiger ist nämlich, dass du dich so akzeptierst, wie du bist. Stören dich Dinge, die du verändern kannst, dann verändere sie. Dabei kann dir keiner helfen. Das kannst nur du allein entscheiden.

Aber es ist natürlich auch sehr einfach, in der Theorie darüber zu sprechen, wie man seine gelernten Muster durchbrechen kann. Genauso einfach ist es, zu behaupten, dass man sich nicht verlieben wird. Oder dass man morgen auch wirklich die Wohnung aufräumt und putzt.

Wichtig dabei ist halt nicht, dass man es zwingend durchzieht, sondern dass man darüber nachdenkt und die Erfahrungen, die man macht, richtig einordnen kann, ohne Reue.

Huch, die erste Affäre – Max

Max sollte meine erste echte Affäre werden. Absolut ungeplant. Ich habe keine Ahnung, wo ich Max das erste Mal gesehen habe. Aber zum ersten Mal bewusst wahrgenommen habe ich ihn im Cassiopeia. Er ist schön. Und jung. Vielleicht wirkt er nur jung. Und er ist betrunken. Ich bin betrunkener. Er trägt ein kariertes Hemd, nicht ganz zugeknöpft. Darunter blitzt irgendein Tattoo durch, gewollt, gekonnt. Ich weiß schon beim Reinkommen, dass ich ihn haben möchte. Keine Ahnung, wie das dann auch funktioniert hat, aber in meiner Erinnerung hatten wir den ganzen Abend Blickkontakt. Am Ende ist keiner mehr da, den wir kennen. Wir sitzen auf irgendeiner Bank und reden über irgendetwas. Und dann fangen wir an, uns zu küssen. Ewig. Er fragt, ob wir zu ihm fahren sollen, er wohnt in der Nähe und hat ein Auto. Dass Fahren und Betrunkensein nicht passt, haben wir beide vergessen. Wir kommen trotzdem bei ihm an. Er ist wild. Irgendwie verkörpert er für mich diese jugendliche Sorglosigkeit, die ich mir viele Jahre in der Marius-Beziehung verboten habe. Ich wollte und musste immer irgendwie erwachsen und kontrolliert sein. Max ist nichts davon. Er hat noch nicht mal ein eigenes Bett in der Wohnung, weil er erst vor zwei Wochen eingezogen ist. Um ein Bett zu kaufen, braucht man ja mindestens vier. Deswegen teilt er sich so lange das Bett mit seiner Mitbewohnerin.

Die Wohnung wirkt größer, als sie eigentlich ist, wir sitzen in der Wohnküche und noch irgendetwas, ich glaube, es ist Whiskey. Oder doch Rum? Ich frage Max, wann seine Mitbewohnerin nach Hause komme. Er glaubt, dass sie übers Wochenende bei ihren Eltern sei, sie es aber mit ziemlicher Sicherheit nicht gut fände, wenn wir in ihrem Bett vögeln würden.

Okay, na dann ist es ja gut, dass wir hier sind. Ist mir aber auch irgendwie egal, sie erfährt es ja eh nicht, und sollte sie doch noch heimkommen, muss ja nicht ich mit ihr zusammenwohnen, sondern Max. Also scheiß drauf. Wir schieben uns durch den Flur, küssend von Wand zu Wand, bis zu dem fremden Bett. Es ist ein Himmelbett. Also wirklich, ein Bett mit Dach. Ich muss kichern, Sex im Himmelbett klingt wie ein versautes Märchen oder ein schlechter Porno.

Max ist jung und wild, er küsst und beißt und reißt an meinen Kleidern und an meinen Haaren, kratzt und leckt und stöhnt in seiner Ekstase. Er will alles auf einmal, mich, die ganze Welt, wer weiß das schon so genau. Raum für mich gibt es nicht, es ist alles Max, nur Max, und ich lasse ihn alles ausfüllen, genieße seinen Egoismus. Es ist leicht, sich von ihm mitreißen zu lassen. Ich beobachte ihn fasziniert, während er mich laut und schnell fickt, so gewollt dominant, so aggressiv. Schweiß rinnt ihm vom Nacken über den Hals über die Brust, tropft auf meine Brust und vermischt sich mit meinem Schweiß. Der Rest verschwimmt trübe im Alkoholrausch, wir schlafen schweißnass und nackt ineinander verknotet ein.

Ich wache auf, weil mir kalt ist. Das Erste, was ich sehe, ist der Himmel des Betts. Das Erste, was ich fühle, ist, dass ich immer noch oder schon wieder sehr feucht bin. Ungewöhnlich feucht. Ein leiser Verdacht regt sich. O nein, bitte nicht. Bitte, bitte nicht. Ich greife mir zwischen die Beine und betrachte meine Finger. Blut. Viel Blut. Scheiße. Scheiße. Scheiße. »SCHEISSE! MAX!«

Max dreht sich nur murmelnd um. »Max, wach sofort auf!«, fahre ich ihn fast schreiend an. Er guckt mich vollkommen verstört an, fragt, was passiert sei. »Ich, fuck, ich habe verdammt noch mal vergessen, dass ich meine Tage bekomme. Und jetzt hab ich sie. Und das Bett deiner Mitbewohnerin auch!« Max ist sofort hellwach. Soweit das eben nach wenigen Stunden Schlaf und viel Alkohol geht.

Genau in dem Moment geht die Zimmertür auf, und seine Mitbewohnerin steht vor uns. Sie guckt uns eine gefühlte Ewigkeit vollkommen entsetzt an. Dann wandert ihr Blick auf ihr Bettlaken, sie verliert die Kontrolle über ihre Gesichtszüge, fängt an zu schreien wie am Spieß und rennt aus dem Zimmer. Na super. Warum muss mir das passieren? Ich könnte mich ohrfeigen, wie blöd kann man denn sein? Ich hätte meine Tage schon gestern bekommen sollen, dass sie durch Sex dann mit sehr hoher Wahrscheinlichkeit wirklich kommen, weiß ich. Hab ich aber einfach vergessen. Super, Nina. Ganz große Klasse.

Liegen zu bleiben und weiter das Bett vollzubluten ist aber

auch keine Lösung, also stehe ich schnell auf, schnappe ein paar meiner Klamotten, hoffe, dass mein Slip dabei ist, und versuche, so schnell wie möglich ins Bad zu kommen. Hoffentlich hat sich da jetzt nicht die hysterische Mitbewohnerin eingeschlossen. Ich hasse dieses Gefühl, zu merken, dass mir das Blut langsam an den Oberschenkelinnenseiten runterläuft. Fuck it. Kann ich jetzt auch nicht mehr ändern. Ich springe hastig unter die Dusche, finde sogar meinen Slip, lege ihn mit Klopapier aus, das muss reichen, bis ich zu Hause bin.

Als ich zurück ins Zimmer komme, sehe ich das Ausmaß der Katastrophe. Das ganze Bettlaken ist blutverschmiert, mir wird kurz heiß, dann kalt, als mir der Gedanke kommt, dass die Matratze vielleicht auch etwas abbekommen haben könnte. Während ich nur dastehe und starre, versucht Max umständlich, die Bettdecke abzuziehen. Wahrscheinlich kotzt er schon innerlich. Er wird mich hassen. Ganz bestimmt. Ich muss irgendetwas sagen. »Mist, tut mir wirklich leid, Max, hab nicht dran gedacht, dass das passieren könnte. Wenn wir es jetzt richtig waschen, geht das auch wieder raus. Oder ich kaufe neue Bettwäsche«, schlage ich vor. Er zuckt nur mit den Schultern. »Ist doch nicht so schlimm. Passiert halt«, sagt er vollkommen emotionslos. »Nur Miriam findet das anscheinend nicht so witzig, aber das klär ich schon mit ihr«, kichert er leise. So einfach ist das? Ich gucke ihn ungläubig an. Vielleicht ist er einfach immer noch besoffen. Oder kann es echt sein, dass er tatsächlich mal einer ist, der entspannt mit einer Frau und ihrer Periode umgeht und absolut kein Problem damit hat, dass Blut mit im Spiel ist? Krass. Anscheinend stehe ich immer noch reglos im Zimmer rum und glotze ihn an. Er fängt an zu lachen, kommt zu mir und küsst mich. »Alles okay bei dir? Du siehst aus, als hättest du ein

Gespenst gesehen.« Ich pike ihn in die Schulter, um mich davon zu überzeugen, dass er wirklich kein Gespenst ist. Er lacht wieder.

Auf dem Weg nach Hause frage ich mich, warum ich eigentlich so eine enorme Angst davor hatte, dass Max mich für immer hassen würde, nur weil ich meine Tage bekommen habe. Klar, der Fakt, dass wir damit das Bett, welches nicht mal sein eigenes ist, versaut haben, ist bescheuert. Aber so etwas passiert im Eifer des Gefechts, und es gibt echt Schlimmeres. Seine Shit-happens-Einstellung imponiert mir wirklich. Kann es echt sein, dass ich ein viel größeres Problem mit meinem Blut habe als er? Ist Blut denn, nur weil es sichtbarer ist, so viel schlimmer als alle anderen Körperflüssigkeiten, die wir vorher schon beim Sex im Bett verteilt haben? Nee, nicht wirklich. Also wo genau ist jetzt der Unterschied zwischen Sperma und Blut? Ich habe da noch nie so bewusst drüber nachgedacht, dass vielleicht eher ich das Problem habe, nicht die Menschen, mit denen ich schlafe. Das muss ich dringend ändern. Voll gut, wieder was gelernt.

Vielleicht ist genau dieser seltsame Einstieg ein guter. Max und ich sehen uns jetzt regelmäßiger. Ich weiß nicht genau, was er macht. Barkeeper oder so. Und feiern. Er nimmt alles mit. Jeden Drink, jede Droge. You only live once.

Manchmal steht er nachts, oder eher morgens, vollkommen hinüber vor meiner Tür. Manchmal vögeln wir dann, manchmal schläft er einfach ein. Ich mag das. Ich will auch so sein. Unkontrolliert und verantwortungslos. Einfach mal nicht so viel denken. Alles ausprobieren. Dumme Sachen machen. Ein bisschen funktioniert das mit Max. Für eine Weile bildet sich ein Vakuum um uns. Wir klammern uns aneinander, tanzen nächtelang durch die Clubs. Nehmen Drogen. Ein schlechtes Gewissen habe ich trotzdem immer dabei. Wenn wir nicht vögeln, dann essen wir zusammen. Oder schlafen. Oder halten uns. Aber ich nehme ihn nicht ernst, und ich weiß, dass er mich nicht lange erfüllen kann.

Irgendwann werde ich krank. Kein Wunder. Der Reizhusten hält mich nächtelang wach. Also gehe ich zum Arzt. Ich hasse Ärzte, aber es wird nicht besser, wenn ich nicht mal schlafen kann. Ich bekomme Codein verschrieben. Juhu, noch eine Droge mehr. Die Wirkung ist absurd, ich schlafe innerhalb von gefühlten zehn Minuten ein und schlafe 15 Stunden durch. Als ich aufwache, erzähle ich Max davon. »Ey, ich will das auch nehmen, lass uns Sex auf Codein haben!«, ruft er euphorisch ins Telefon. Ich kichere: »Können wir ja mal versuchen, ich glaube aber nicht, dass es funktionieren wird.«

Am nächsten Abend liegen wir bei mir auf dem Bett und schmeißen eine der minikleinen Tabletten ein und haben sogar Sex. Glaube ich. Zumindest sind wir nackt, als ich wieder aufwache. Mein Kopf wummert. Max schläft noch. Ich streiche ihm eine Haarsträhne aus dem Gesicht. Er kommt mir zu nah. Er richtet sich ein. In mir, in meiner Wohnung, in meinem Leben. Wir gewöhnen uns daran. An uns. An Zweisamkeit. Ich will das nicht, ich kann das nicht. Es erdrückt mich, ich sehe keinen Ausweg, als Max sofort aus mir rauszuschmeißen.

Leider realisiere ich das nicht so direkt. Ich suche mir Kleinigkeiten, die mich an ihm stören. Oder an seinem Eindringen. Er isst ungefragt mein Essen. Lässt Zahnpastatuben offen. Macht Unordnung, ohne aufzuräumen. Nimmt und nimmt alles ganz selbstverständlich. Nein, Max, so läuft das nicht. Ich werfe ihm Respektlosigkeit vor und mache per SMS Schluss. Das schlechte Gewissen klebt noch Jahre danach an mir. So unfair war ich selten. Aber ich habe viel daraus gelernt. Diese Erfahrung mit Max hat meinen Umgang mit Affären danach ziemlich beeinflusst. Vielleicht ist Max auch daran schuld, dass ich ab da nur noch sehr selten Männer mit zu mir nach Hause genommen habe, selbst wenn wir öfter miteinander im Bett waren. So werden meine Grenzen nicht so einfach überschritten. Ich fühle mich unabhängiger, ich kann kommen und gehen, wann ich will, und keiner isst mein Essen auf. Und der Umgang mit meinem Körper ist ein anderer geworden. Ich habe mich danach nie wieder dafür geschämt, dass ich meine Tage habe.

Außerdem hat das alles zusätzlich dafür gesorgt, dass ich mich und meinen Körper besser kennengelernt habe, was zu mehr Akzeptanz und auch Faszination meinerseits geführt hat. Was zu mehr Offenheit und Spaß beim Sex und der Selbstbefriedigung beigetragen hat.

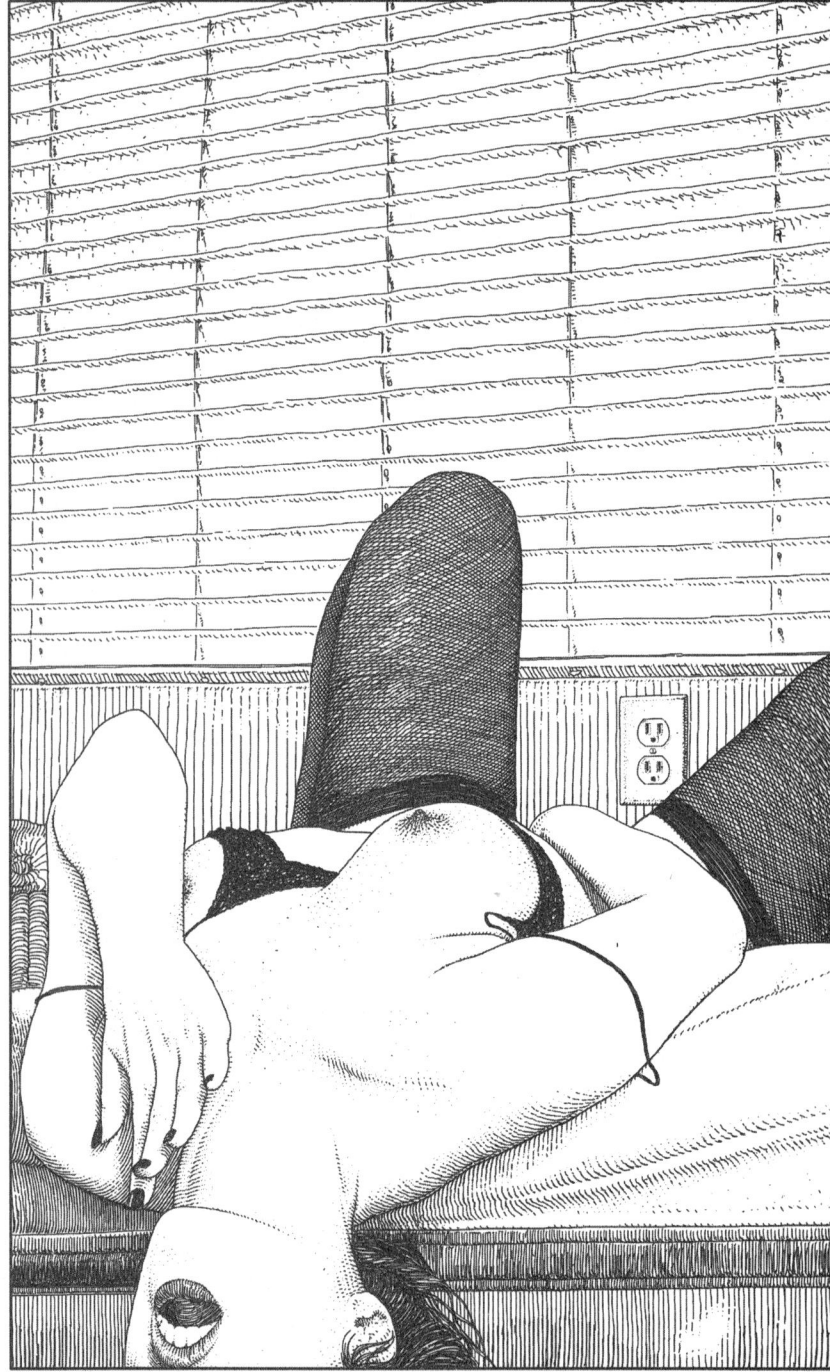

2.
Sex im Kopf –
Mach's dir doch selbst!

Es gibt so viele Möglichkeiten, sich als Frau selbst zu befriedigen. Trotzdem ist es nicht annähernd so ein offenes Thema wie Onanieren bei Männern. Warum eigentlich? Weil es sich nicht gehört, als Frau offen darüber zu reden, dass man gerade einen krassen Orgasmus hatte? Schwachsinn. Muss man das denn überhaupt so offensiv mit der Öffentlichkeit teilen, wie viele Typen es tun? Absolut nicht. Mich nerven Männer, die in der Bahn ihren Kumpels erzählen, dass sie sich heute zum 20. Mal einen runterholen werden. Erstens, weil ich 85 Prozent der Geschichten für überzogen halte, zweitens, weil es ihnen nicht darum geht, sich von einem schönen Erlebnis zu erzählen, sondern um Potenzvergleich, der, so oder so, immer niveaulos ist.

Ich habe absolut kein Problem damit, wenn sich Menschen ehrlich davon erzählen, wie sie sich am liebsten selbst befriedigen. Aber das passiert eben sehr selten. Es sei jedem selbst überlassen, wie offen er mit so intimen Informationen umgeht. Das Problem ist bloß, dass Selbstbefriedigung immer noch oft als irgendetwas Schmutziges wahrgenommen wird. Oft nur unterbewusst, aber es löst Hemmungen in uns aus, vor allem wenn es darum geht, darüber zu reden. Also muss da ja irgendetwas Komisches dran sein. Ist es aber nicht, höchstens an unserer Sozialisierung. Sich davon freizumachen klappt ja eh nie ganz, aber man kann durchaus versuchen, bewusster und offener mit bestimmten Themen umzugehen.

Ich liebe es, sowohl mit meinen Freunden als auch mit meinen Partnern darüber zu sprechen, wie und warum man sich eigentlich selbst zum Orgasmus bringt.

Wie schon erwähnt, habe ich relativ spät damit angefangen, zu masturbieren. Darüber gesprochen habe ich damals mit niemandem. Auch nicht mit Marius. Erst nach der Trennung, als ich mir auch einen ganz anderen, neuen Freundeskreis aufgebaut hatte und anfing, mich sexuell richtig auszuleben, begann ich, mit Menschen darüber zu sprechen. Und das war und ist oft sehr aufschlussreich. Und witzig. Erst waren es meistens Männer, mit denen ich im Bett war. Der Erste war Levi. Aber dann lernte ich meine heutigen engsten Freundinnen kennen, die so offen und natürlich mit sich und ihrer Sexualität umgingen, dass ich endlich das Gefühl hatte, kein Blatt mehr vor den Mund nehmen zu müssen, egal, bei welchem Thema.

Für mich war Selbstbefriedigung trotzdem immer etwas, das ich mit mir alleine genoss. Auf die Idee, das auch beim Sex einzubauen, kam ich nicht. Bis ich keine Lust mehr hatte, dabei leer auszugehen. Das ist nämlich leider ganz schön oft so, und das nervt mich gewaltig. Es geht doch um das gemeinsame Erlebnis, die gemeinsame Lust daran, sich gegenseitig zusammen bis zum Höhepunkt zu bringen. Natürlich ist es auch nicht schlimm, wenn einer oder beide mal nicht kommen, weil es ja auch nicht immer um das Ultimum des perfekten Orgasmus gehen muss, sondern um die Intimität und das Erlebnis drumherum.

Ich meine den klassischen Fall, man schläft miteinander, und der Mann kommt, ohne darauf zu achten, ob die Frau gerade auch Spaß hat und auf dem Weg zum Orgasmus ist, oder eben nicht. Das ist ein gängiges Problem, kann aber nicht nur den Typen vorgeworfen werden, das kann man sich auch selbst vorwerfen, wenn man es nicht schafft, mal die Klappe aufzumachen und zu sagen, was eigentlich gerade Sache ist. Und dazu gehört eben auch, dass man es sich währenddessen auch selbst machen kann. Das gilt natürlich für beide. Es kann unglaublich heiß sein, wenn jeder sich selbst befriedigt und man sich dabei zugucken und angucken kann. Und wie super ist es denn bitte, wenn man gerade einen Schwanz in sich hat und man sich dann auch noch selbst klitoral stimulieren kann? Kann ja auch sein, dass man vaginal einfach nicht so empfindlich ist oder dabei generell eher nicht zum Orgasmus kommt. Na und? Finde das raus, und dann wisse dir zu helfen, denn ein Problem ist das sicher nicht.

Ich kann schon verstehen, dass es erst mal einiges an Überwindung kostet, sich so zu entspannen oder selbstsicher zu sein, dass man sich vor einem anderen zum Orgasmus bringt. Weil man sich ja ganz und gar öffnet. Aber anstatt darüber nachzudenken, wie du dabei aussiehst, wenn du kommst, solltest du dir darüber im Klaren sein, wie viele Vorteile es hat und wie viel man so über den anderen lernen kann. Denn niemand kann dich so schnell und sicher und gut zum Orgasmus bringen wie du selbst. Und wenn dein Partner in dem Moment ein bisschen aufpasst, wird er sich merken, wie du es machst, und im besten Fall etwas davon übernehmen. Woop, woop.

Wie oft ich mich alleine selbst befriedige, kann ich pauschal gar nicht sagen, wird aber komischerweise relativ oft gefragt. Also von Männern. Ich würde nie auf die Idee kommen, jemanden danach zu fragen, weil es mir total egal ist, was soll ich mit der Information auch anfangen. Die einzige Erklärung dafür wäre, dass allein die Vorstellung der Reiz an sich ist.

Vielleicht auch, weil das Bild der masturbierenden Frau immer noch wesentlich sexualisierter ist als das des onanierenden Mannes.

Manchmal ist die Lust so groß, dass einmal am Tag nicht ausreicht, manchmal ist sie so gering, dass tage- oder wochenlange Pausen entstehen. Das ist alles enorm von diversen Faktoren abhängig. Wenn ich viel guten Sex habe, kann das dazu führen, dass mich das so aufzieht, dass ich es mir dazu noch oft selbst mache. Manchmal stillt aber Sex auch die Lust, oder ich habe so viel im Kopf, dass ich es einfach vergesse. Es gibt viele verschiedene Reize, die Lust auslösen können. Das kann ein neuer Sexpartner sein. Oder nur die Sexfantasie. Fantasien spielen generell eine sehr große Rolle beim Selbstbefriedigen. Und beim Sex.

Am häufigsten denke ich währenddessen an heiße Erlebnisse oder eben an guten Sex. Jetzt fragst du dich, was ich bitte unter gutem Sex verstehe, berechtigte Frage. Vielleicht sind wir beide am Ende des Buches schlauer.

Orgasmus unter der Dusche

Ich bin betrunken. Der Weg vom Club zur Bahn verschwimmt irgendwie, weil ich Musik höre und darüber nachdenke, wie lange ich keinen Sex mehr hatte. Ob Marius mich nicht mehr mag? Oder liegt es daran, dass ich ihn nicht mehr richtig mag? Ich weiß es nicht. Der Alkohol sorgt für allerlei Gefühlsduseleien. Es ist schrecklich, dass ich nur traurig werde, wenn der Schnaps meine Mauern auflöst. Aber so geht es vielen. Marius trinkt nicht. Er hat auch kein Verständnis dafür, wenn ich trinke. Kann ich auch verstehen, ist aber meine Sache. Ich höre Musik und blende die ganzen besoffenen Gruppen in der Bahn aus. Schwankend laufe ich nach Hause. Ich weiß jetzt schon, wie es sein wird, und ich habe genau deswegen keine Lust, die Tür aufzuschließen. Marius schläft schon, mit Ärger im Bauch, weil ich erst weit nach Feierabend heimkomme.

Dabei habe ich so große Lust. Ich würde mich gerne sofort nackt neben ihn ins Bett legen und mit ihm schlafen. Aber ich habe Angst, dass er das nicht will. Weil ich nach Zigaretten und Wodka rieche. Also gehe ich nicht ins Schlafzimmer, sondern direkt ins Badezimmer, um zu duschen. Eigentlich weiß ich, dass das Wasser die Gerüche der Nacht nicht abwaschen wird, aber irgendwie glaube ich trotzdem daran.

Wir wohnen noch nicht lange in dieser Wohnung. Ich war mir nicht mal sicher, ob es eine gute Idee war, zusammenzuziehen. Auf einmal lebt man einen Alltag, den man nicht hätte, würde man in getrennten Wohnungen leben. Wir gehen uns gegenseitig auf die Nerven, weil unsere Angewohnheiten und Vorstellungen so weit auseinandergehen. Oft frage ich mich, ob es ein Fehler war. Diese Zweifel blockieren mich, in vielerlei Hinsicht. Aber vor allem auf der sexuellen Ebene. Die Ablehnung, die wir uns beide entgegenbringen, sorgt dafür, dass sich keiner mehr sicher ist, ob, wann und wie wir noch miteinander schlafen können. In der Dusche, die eigentlich eine Badewanne ist, denke ich daran, wie es früher war. Und wie es wohl sein würde, wenn wir jetzt sofort ganz unvoreingenommen Sex hätten.

Früher war das irgendwie einfacher. Vielleicht liegt es auch nicht am Zusammenwohnen, sondern an der langen Beziehung und unserem Unvermögen, über unsere Wünsche zu sprechen, weil wir beide zu unsicher sind. Ich vergesse die Zeit, während ich in der Badewanne sitze und duschend meinen Gedanken hinterherhänge und merke, dass ich viel häufiger über die Vergangenheit nachdenke als über die

Zukunft. Was ich nicht bemerke, ist, dass meine rechte Hand zwischen meine Beine gewandert ist. Als mir das bewusst wird, ziehe ich sie nicht zurück, wie sonst, ich berühre mich weiter und denke an Marius, der nebenan schläft.

Eigentlich stelle ich mir vor, dass er wach liegt und seinen Schwanz in der Hand hat, weil er mich gehört hat, und sich vorstellt, wie ich nackt ins Schlafzimmer komme und mich einfach auf seinen harten Schwanz setze. Ich habe mich noch nie selbst zum Orgasmus gebracht, und dafür schäme ich mich irgendwie, weil ich schon so viel darüber gelesen habe und es ja eigentlich ganz selbstverständlich sein sollte, dass ich mich auch alleine befriedige. Aber das Gefühl, das ich gerade habe, hat so gar nichts mit dem zu tun, was ich darüber weiß.

Als ich noch viel jünger war, habe ich mir immer wieder ein Buch aus den Siebzigern angeguckt, welches bei meiner Mutter im Regal stand. Es gab eine Abbildung des weiblichen Orgasmus. Eigentlich war es eine Zeichnung, nur die Umrisse einer Frau, die sich selbst befriedigte. Von ihrer Klitoris gingen ganz viele bunte Kreise aus, die sich über den Körper ausbreiteten, was den Orgasmus darstellen sollte. Das war immer meine Vorstellung davon, weil ich kein anderes Bild hatte. Aber jetzt begann sich ein ganz neues Bild zu formen.

Das warme Wasser läuft über meinen Körper, mein Zeige- und Mittelfinger reiben langsam und fest über meinen Kitzler. Es ist ein warmes Gefühl, irgendwo tief in mir, es will raus, und irgendwie pulsiere ich. Weiter bin ich noch nie gegangen. Das Gefühl war mir immer irgendwie zu viel, weil es kaum zu ertragen war. Ich glaube, dass das auch sehr viel mit Selbstkontrolle zu tun hatte und ich es deswegen nie zulassen konnte, weil das bedeutet hätte, dass ich mich ganz und gar fallen lassen muss. Das fällt mir auch beim Sex schwer. Deswegen habe ich immer abgebrochen, wenn ich anfing, mich selbst zu befriedigen.

Aber heute ist es anders, ich will wissen, was danach kommt, wie weit ich gehen kann, was ich mit mir machen kann, so ganz allein. Also schiebe ich die Gedanken beiseite, was nur so leicht ist, weil ich betrunken bin. Ob das gut oder schlecht ist, kann ich ja morgen analysieren. Mir wird warm, und mein Becken hebt sich, je länger ich meinen Kitzler streichle. Ganz instinktiv werde ich schneller, und meine Finger wandern weiter runter und gleiten wie von selbst in mich. Es ist das erste Mal, dass ich bewusst versuche zu erkennen, was ich da eigentlich fühle. Es ist weich und fest, und die Haut innen ist irgendwie strukturiert, aber ich kann nicht wirklich erklären, wie, weil ich keinen Vergleich habe. Vielleicht eine Mischung aus rauh und feucht, irgendwie wellig. Das warme Wasser hilft mir, mich zu entspannen. Ich will den Duschkopf wieder hinhängen, als mir auffällt, dass er sich verstellen lässt. Von der normalen Brausefunktion zu einem einzigen gezielten und festen Wasserstrahl. Das ist die beste Idee! Ich stelle ihn nicht ganz so fest ein und halte ihn zwischen meine Beine. Das Gefühl, wie das warme Wasser mit etwas Druck meinen Kitzler trifft, ist unbeschreiblich. Es ist geil. Alter Schwede. Meine Hüfte hebt sich, und ich muss ein Stöhnen unterdrücken, und innerhalb weniger Momente habe ich einen Orgasmus. Das ging schnell. Den Duschkopf muss ich mir ganz dringend merken!

Seitdem habe ich mich unzählige Male selbst befriedigt. Mittlerweile weiß ich, wie ich am besten komme, auch mit einem Mann zusammen. Wenn man weiß, was man will, und vor allem, wie man zu einem Orgasmus kommt, sollte man das auch mitteilen, ob körperlich oder verbal. Das habe ich definitiv gelernt. Früher war es mir unangenehm, wenn mich jemand gefragt hat, was ich will, oder ob mir das, was er da gerade macht, gefällt, weil ich mir einfach unsicher war, was mir gefällt, und ich nicht wusste, wie sich ein Orgasmus überhaupt anfühlt. Oder besser gesagt, habe ich einfach das, was ich gefühlt habe, für einen Orgasmus gehalten, weil ich nicht wusste, wie sich ein echter anfühlt. Was nicht bedeutet, dass ich irgendwem etwas vorgespielt habe, weil ich es ja nicht besser wusste. Maximal war es Selbstbetrug, und das ist ja viel trauriger.

Aber unangenehm ist mir das jetzt absolut nicht mehr, und die Hemmungen, mich auch vor oder mit meinem Sexpartner zu befriedigen, sind auch längst Vergangenheit. Zum Glück.

Was in meiner Masturbationskarriere einiges verändert hat, war die Entdeckung der Sexspielzeuge. Kein Scheiß, ich bin im Laufe der Jahre ein richtig großer Fan davon geworden. Sowohl von dem alleinigen als auch von dem gemeinsamen Gebrauch. Was es für ein grenzenloses Sortiment und Variationen gibt, hat mich erst mal aber doch ganz schön überfordert.

Sex Toys

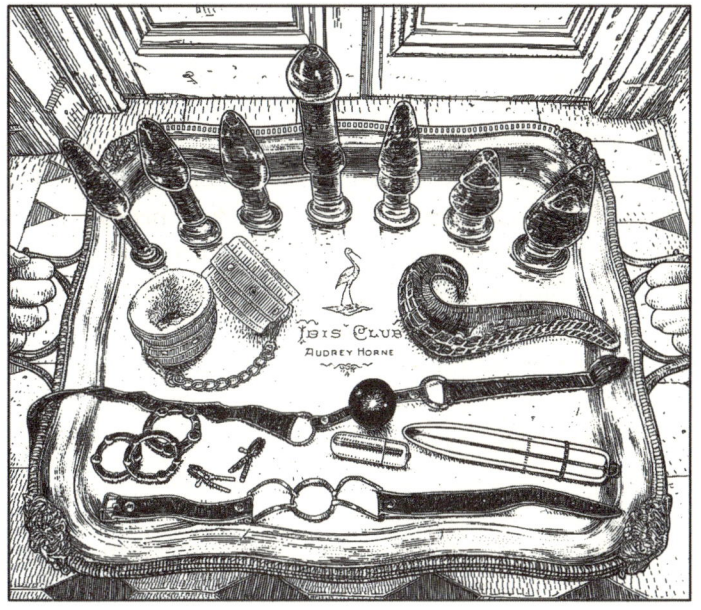

Es gibt so ein paar Grundvoraussetzungen, um Sexspielzeug auszuprobieren. Hat der Mensch, mit dem du gerade schläfst, nicht zufällig eine kleine Sammlung zu Hause, oder möchtest du diese nicht (mit)benutzen, solltest du eigene Toys besitzen. Dafür musst du aber erst mal welche kaufen, und das ist oft schon eine sehr große Hürde. Mir war die Vorstellung früher einfach unangenehm. Nicht weil ich die Sache an sich unangenehm fand, es war eher vergleichbar mit dem ersten Tag in einer neuen Schule oder an einem neuen Arbeitsplatz. Es ist ungewohnt, und man hat automatisch das Gefühl und die Angst, dass zu viel Trouble um die eigene Person gemacht wird. Und du stellst dir eine Menge Fragen, die dir natürlich erst einmal keiner beantworten kann, wenn man sich nicht traut, darüber zu sprechen. Kann man ja auch nicht mit jedem. Aber wo kaufe ich denn jetzt am besten ein? Und was kaufe ich, zur Hölle? Klar, ich kenne den Unterschied zwischen einem Dildo und einem Vibrator, aber was ist denn besser? Sind Dildos nicht superlangweilig? Und gibt es noch mehr? Will ich Spielzeug nur für mich alleine, oder sollte es auch paartauglich sein? Und warum sollte ich mich eigentlich mit einem kleinen, grinsenden lila Wurm befriedigen?

Die Online-Welt der Sex Toys

Die ersten vorsichtigen Annäherungsversuche startete ich online, einfach mal checken, was Google so bei dem Suchbegriff »Sex Toys online« ausspuckt. Die erste Anzeige war www.eis. de – »Dein diskreter Erotikshop«. Nehm ich! Mich erschlug eine Masse an Produkten. Kein Mensch ohne Erfahrung mit dem Kauf von Sex Toys hat auch nur die geringste Chance, auf so einer Seite den Durchblick zu behalten. Klar gibt es Empfehlungen und Kundenbewertungen. Aber eben keine Beratung. Nicht, dass ich diese in Anspruch genommen hätte, viel zu unangenehm. Und darauf baut das Konzept auch auf. Die Bestellung wird neutral oder, wenn gewünscht, sogar mit einer gefälschten Warendeklaration, wie zum Beispiel Handyshop XY verschickt, damit dein Nachbar, deine Eltern oder deine Kollegen auch ja nicht mitbekommen, was du für ein schmuddeliges Schweinchen bist. Das ist auch notwendig, die Privatsphäre sollte gewahrt werden. Trotzdem hatte ich sofort das Gefühl, etwas Verbotenes zu tun. Oder zumindest etwas Tabuisiertes. Das war anfangs durchaus aufregend.

Ich klickte mich stundenlang durch das endlose Sortiment und war irgendwie enttäuscht, dass der Großteil des Shops aus wirklich trashigen bis geschmacklosen Billigprodukten bestand. Bis ich beschlossen hatte, mich erst mal auf die gängigsten Toys, also Dildos und Vibratoren, zu beschränken, vergingen einige Wochen. Immer mal wieder stöberte ich, schob Produkte in den Warenkorb und schloss das Browserfenster wieder. Ich wusste nicht, welche Produkte ich gut finden würde, aber ich wusste, dass ich nichts in verniedlichter Tierform kaufen wollte. Versteh mich nicht falsch, ich kann durchaus nachvollziehen, dass die Verniedlichung von Sexspielzeugen vielen Frauen den Kauf und auch den Gebrauch vermutlich erleichtert, weil es doch ein ganzes Stück weiter von der Realität entfernt ist als ein fleischfarbener Dildo mit dicken Adern, aber ich kam mir schon bei der Vorstellung bescheuert vor, mich mit einem als Quietscheente getarnten Vibrator zu befriedigen. Die realistischeren Varianten fand ich genauso komisch, nur für irgendetwas musste ich mich ja irgendwann entscheiden, wenn ich Toys auch ausprobieren wollte.

Mich überforderte nicht nur das Angebot, auch die Produktbeschreibungen brachten mich an meine Grenze:

Big Willy – 18 Zentimeter
- gleitfreudig
- definierte Eichel
- stabiler Saugfuß
- massiver, geaderter Schaft
- mit Hodenansatz

Was soll man darunter denn bitte verstehen, wenn man noch nie in seinem Leben einen Dildo in der Hand hatte? Da helfen dir die Bilder auch echt nicht weiter. Ich konnte mir ja noch nicht mal vorstellen, wie groß oder klein 18 Zentimeter waren. Aber so langsam wusste ich, was ich wollte. Vibratoren schloss ich erst mal aus, man musste ja nicht gleich ganz so verrückt einsteigen. Es sollten ein oder zwei Dildos werden. Aber welches Material eigentlich? Glas, Keramik und Metall waren mir irgendwie zu fancy. Na gut, und mit 100 bis 400 Euro einfach zu teuer. Ich hatte auch wirklich nicht viel Geld, aber ich hatte auch keine Ahnung, was man realistisch für einen erigierten Kunstpenis so ausgeben sollte. Ich wollte keine Tierchen und keine fleischfarbenen Monster. Und ich hatte keine Ahnung, welche Größe bzw. welchen Umfang ich nehmen sollte, geschweige denn, in mich reinpassen würde.

Letztendlich entschied ich mich für einen Silikondildo in dunkelblau. Er war 15 Zentimeter lang und hatte eine leichte Aderstruktur. Und weil ich auch gerne etwas Größeres ausprobieren wollte, gab es dazu einen schwarzen, 22 Zentimeter langen Dildo mit »authentischer Struktur«, auch aus Silikon, drei Zentimeter Durchmesser.

Keine Ahnung, warum ich mich für dieses Material entschied, in meiner Vorstellung war es vielleicht das angenehmste. Dazu kaufte ich eine Tube Gleitgel auf Wasserbasis. Wurde dazu empfohlen, weiter darüber informiert hatte ich mich aber nicht. Zusammen kostete mich das alles nicht mehr als 30 Euro. Yeah, echte Schnäppchen.

Ich war tierisch aufgeregt, als zwei Tage später der Postbote bei mir klingelte und mir mürrisch das Paket in die Hand drückte. In diesem Moment war ich über die neutrale Verpackung sehr froh.

Leider kam die Ernüchterung echt schnell. Die Dildos sahen billig aus und fassten sich komisch an. Und sie waren *viel* länger und breiter, als ich sie mir vorgestellt habe. Ich musste lachen und nahm mir vor, sie trotzdem auszuprobieren. Sollte ich keinen Spaß damit haben, auch egal. War ja nicht so teuer.

Die Komplikationen fingen schon mit dem Gleitgel an. Es

war zwar, wie beschrieben, geruchsneutral, aber mit der Konsistenz konnte ich mich einfach nicht anfreunden. Es dauerte relativ lange, bis es warm wurde, und es war irgendwie unangenehm klebrig. Aber da ich ja kein anderes hatte und auch nicht auf die Idee gekommen war, ein anderes zu bestellen, benutzte ich es eben trotzdem.

Der blaue Dildo war zwar nicht so lang, dafür ziemlich breit, und somit dauerte es auch eine kleine Weile, bis ich ihn vorsichtig ganz in mich schieben konnte. Er war trotzdem zu breit für mich, Bewegungen waren nicht richtig möglich. Also probierte ich den anderen aus. Der war nicht so breit, aber viel länger, passte also nicht ganz rein, sondern stand noch ein ganzes Stück ab, was in Kombination mit dem weichen Silikon und dem klebrigen Gleitgel auch keinen Spaß machte. Großartig. Mein erster Einkauf im virtuellen Sexshop war demnach ein voller Erfolg. Nicht.

Als ich dann noch nach der Reinigung feststellte, dass ich nicht mal an eine Box, Tasche oder Ähnliches zur Aufbewahrung gedacht hatte, wickelte ich die Dinger einfach in ein Handtuch und stopfte sie unten in meinen Kleiderschrank.

Danach schwor ich mir, beim nächsten Einkauf in ein Fachgeschäft zu gehen und mich richtig beraten zu lassen. Das würde zwar viel mehr Überwindung kosten, das Ergebnis wäre aber bestimmt wesentlich lohnenswerter.

Ich traute mich aber sehr lange nicht, in einen Sexshop zu gehen. Die Vorstellung, in einem Laden mit schummrigem Licht rumzustehen, zwischen Regalen voll mit Dildos, Pornos und Latexmasken, neben mir fette, alte Männer, die immer zu mir rüberschielten, wenn sie dachten, dass ich es nicht mitbekomme, machte mir irgendwie Angst. Aber mein Sexshop-Horizont war auch wirklich enorm begrenzt. Er fing bei Orion am Zoo an und hörte bei Orion an der Friedrichstraße auf.

Sexshops waren für mich große, aufdringliche, rote Blockbuchstaben auf den Treppen dreckiger Bahnhöfe. Zwielichtige Läden in Unterführungen oder Autobahnraststätten. Schlecht dekorierte, gesichtslose Schaufensterpuppen mit Federboas und Lackstiefeln. Handschellen mit rosa Leoparden-Plüschfellpolstern. Nimm drei, zahl zwei. Das hatte für mich nie irgendetwas Erotisches. Außerdem hatte ich halt einfach Schiss. Einerseits, weil ich so unerfahren war, andererseits, weil ich nach meiner ersten, nicht wirklich erfolgreichen Erfahrung mit Sex Toys ganz schön pessimistisch war, was dieses Gebiet anging.

Dass ich vermutlich in einer der wenigen Städte lebte, in der es wirklich gute Alternativen zu den herkömmlichen Sexramschbuden gab, fiel mir natürlich erst mal nicht auf. Was mir wirklich mal wieder fehlte, waren Menschen, mit denen ich darüber reden konnte. Freundinnen oder Freunde mit Erfahrungen. Aber die Frauen, mit denen ich damals befreundet war, waren selbst viel zu verklemmt, als dass sie mehr als dumme Sprüche, Ablehnung oder Kichern zu dem Thema hätten beisteuern können. Vielleicht ging es ihnen ähnlich, und wir wären alle froh gewesen, wenn eine das Thema mal angeschnitten hätte und wir erleichtert über unsere Sehnsüchte und Wünsche hätten sprechen können. Wir hätten zusammen in einen dieser Läden gehen können und wären dabei sicherer gewesen, weil wir nicht allein gewesen wären. Aber keine hat sich getraut. Vielleicht hätten sie mich auch einfach ignoriert oder ganz anders reagiert, wer weiß das schon.

Dafür bekam ich nach und nach mit, dass es in Berlin auch wirklich andere Sexshops gibt. Als ich das erste Mal in einen dieser alternativen, modernen Sexshops ging, hatte ich eines der größten Aha-Erlebnisse meines Lebens. Es gibt sie tatsächlich, diese angenehmen, schönen Läden mit freundlichen und kompetenten Mitarbeitern, die dich ganz unaufgeregt beraten.

Erst nach meiner ersten, sehr ausgiebigen Beratung in einem Sexshop, der mir keinen Schauer über den Rücken jagte, habe ich auch begriffen, dass Sex Toys eben nicht immer wie ein infantiles Spielzeug oder eine übertriebene Nachbildung eines Penis aussehen müssen. Es gibt so viele und tatsächlich auch so schöne Hilfsmittel, die einfach oft in dieser Flut der hässlichen Dinger untergehen, aber glaub mir, es gibt sie!

Sexshops sind gar nicht so schrecklich

Die Tür machte kein Geräusch, als sie aufschwang. Nur eine leise Klingel ertönte. Ich stand auf weichem schwarzem Teppich. Es roch nach den Lilien, die in einer großen grauen Vase auf dem Tresen standen. Ich mag den Geruch nicht, er erinnert mich immer an Beerdigungen. »Bin sofort daahaa«, rief eine Frauenstimme aus dem hinteren Raum. Na gut, dann schaue ich mich schon mal vorsichtig um. Die Regale waren ebenfalls schwarz. Und voll mit allem, was man sich im Bezug auf Sex so vorstellen kann. Aber nicht zu voll. Und anscheinend auch mit Bedacht ausgewählt. Jedes Regal hatte seine eigene Spezialität. Ich stand fasziniert vor den vielen verzierten Nippelklemmen. Mit Strasssteinen, Glitzer und Blingbling. Daneben hingen Flogger. Also Peitschen aller Art. »Die sind nicht alle aus Leder«, sagte die Frauenstimme auf einmal direkt neben mir. Eine kleine, runde Frau mittleren Alters grinste mich freundlich an. Ihre Augen blitzten verschmitzt. Irgendwie erinnerte sie mich an einen Flummi. Ich mochte sie sofort. »Gibt auch welche aus Kunstleder, für Veganer zum

Beispiel!« Finde ich gut. »Wie kann ich Ihnen denn helfen?«, fragte die Flummifrau und bot mir im gleichen Atemzug das Du an. Und ich hatte auf einmal gar keine Hemmungen mehr, ihr von meiner Suche nach Sex Toys für mich zu erzählen. Ich schüttete ihr mein Herz über die Enttäuschung meiner ersten Onlinebestellung und die blöden Toys aus. Sie nickte immer wieder mit größtem Verständnis und guckte ein bisschen, als würde sie mir gerne den Kopf tätscheln. »Und weißt du denn schon, was du willst, oder fangen wir einfach mal bei null an?«, fragte sie mich. Wir fingen bei null an. Obwohl, ich wollte eigentlich lieber einen Vibrator als einen Dildo, oder beides, gestand ich ihr. Gesagt, getan. Sie erklärte mir viel zu den einzelnen Vibratoren, die sie mir zeigte und vorführte. Ich staunte nicht schlecht, denn alle Teile, die sie mir zeigte, sahen gut aus. Keine Tierchenformen, keine knalligen Farben. Eher stylishe, ergonomische Formen in jeder Länge und Größe.

Dildos

»Der Klassiker unter den Toys!«, sagte Biggi, die nette Sex-Toy-Fachverkäuferin zu mir. Kann nicht mehr oder weniger, als einen erigierten Schwanz jeglicher Form und Größe zu ersetzen. Das kann er dafür ziemlich gut. Natürlich ist das Gefühl trotzdem schon anders, aber dafür kann man sich eben auch aussuchen, welchen Dildo man benutzen will.

Die meisten kennen ihn aus Kunststoff, und die wenigsten machen sich vermutlich Gedanken über das Material. Sollte man aber mal kurz drüber nachdenken, denn auch hier gibt es allerlei schädliche Stoffe, die man vor allem über die empfindlichen Schleimhäute wunderbar aufnehmen kann. Nicht so geil. Also achte beim Kauf ein bisschen darauf. Die meisten Kunststoffe enthalten nämlich zum Beispiel giftige Weichmacher.

Ich hab den Fehler ja selbst gemacht, das passiert halt, wenn man nicht genau Bescheid weiß, und das ist voll gut so, daraus lernt man schließlich. Allein bei dem Geruch meiner ersten Sex Toys hätte ich skeptisch werden müssen. Das könne man aber einfach vermeiden, indem man Dildos aus echtem Silikon, Glas, Metall oder anderen unbedenklichen Materialien kauft, erklärte mir Biggi. Es gibt mittlerweile sogar Spielzeuge, die TÜV-getestet sind und das begehrte Siegel auch tragen.

Ich gebe gerne zu, dass ich persönlich mit Dildos alleine nicht so richtig viel Spaß habe. Und ich habe einige ausprobiert. Die reine Penetration bringt mir halt nichts. Ich mag Dildos, wenn man sie beim Sex einbaut. Es ist superheiß, wenn dich jemand mit einem Dildo vaginal, und der Hand oder der Zunge klitoral befriedigt. Und wenn man Bock drauf hat, sind die Teile auch super für Analsex oder auch Double Penetration. Ich glaube, der Begriff ist, wie so viele, aus den englischsprachigen Pornos übernommen worden. Meint wörtlich übersetzt doppelte Penetration – richtig, vaginal und anal. Wie man den Dildo dabei einsetzt, kann man sich ja aussuchen. Kann ganz geil sein. Einfach mal ausprobieren.

Interessant finde ich ja Dildos aus Glas, die man mit Wasser füllen kann. So lässt sich auch die Temperatur regulieren, was zusätzlich sehr stimulierend sein kann. Leider sind die Dinger auch relativ teuer.

Bei Biggi kaufte ich keinen Dildo, war aber um einiges schlauer als vorher.

Vibratoren

Vibratoren gibt es genau wie Dildos in allen Formen und Größen. Der Unterschied hier ist aber, dass es nicht primär darum geht, sich vaginal damit befriedigen zu können, sondern klitoral oder sogar beides.

Biggis Beratung war der Knaller, wir haben viel gelacht, als sie mir die verschiedenen Vibrationsstufen der einzelnen Geräte zeigte. Jeder erdenkbare Rhythmus in unterschiedlichen Stärken war zu finden. Ich hatte nur leider keine Ahnung, welcher für mich am besten ist. Vermutlich nicht nur einer. Und das ist ja das Beste an einem guten Vibrator. Der brummt nicht nur langsam vor sich hin, der hat zehn oder noch mehr unterschiedliche Rhythmen zur Auswahl. Biggi riet mir zu einem hübschen Modell von Fun Factory. Er war schwarz, 14 Zentimeter lang, hatte eine leicht gewellte Oberfläche. Außerdem elf Vibrationsprogramme, und das Beste war, dass er wasserfest war. »Kleiner Tipp, nimm ihn mal mit unter die Dusche oder in die Badewanne«, riet sie mir. Ob sie Gedanken lesen konnte? Aber vermutlich bin ich nicht die einzige Frau, die Wasser und Masturbation verbindet. Jetzt konnte ich es kaum noch erwarten, nach Hause zu kommen.

Der Vibrator war aus hautfreundlichem Silikon, dazu kaufte ich noch ein passendes Gleitmittel. Nur diesmal nicht auf Wasserbasis, sondern auf Silikonbasis. Ich war gespannt.

»Zum Reinigen kannst du einfach Wasser und Seife nehmen, ist ja eh wasserfest. Danach kannst du ihn noch mit Desinfektionsspray behandeln, wenn du magst« erklärte mir Biggi. Es gibt auch spezielle Sex-Toy-Reinigungsmittel, die angeblich auch das Material pflegen. Hab ich aber noch nie ausprobiert.

Liebeskugeln

»So, und tust du denn eigentlich was für deine Beckenbodenmuskulatur?«, fragte Biggi, nachdem sie den Vibrator neu verpackt aus einer Schublade unter dem Regal gefischt hatte. Öhm, welche Muskulatur? Biggi wusste meinen etwas ratlosen Blick sofort zu deuten, führte mich zu einer kleinen

Kommode, zog die oberen beiden Schubladen auf und zeigte mir die darin gebetteten Liebeskugeln. Verrückte kleine Dinger. Meistens waren es zwei Kugeln, mal rund, mal oval, zwischen einem und fünf Zentimeter Durchmesser. Aus Kunststoff, Silikon oder Metall. Manche hatten noch freischwingende Gewichte in den Kugeln.

Mir war schon klar, dass man sich die Dinger vermutlich einführte, aber ich war mir noch nicht so im Klaren darüber, wofür das gut war. Biggi wusste natürlich Rat. »Das sind die perfekten Orgasmustrainer, ich sag's dir!«, quietschte sie euphorisch. Durch das Gewicht spannt man quasi die ganze Zeit die Beckenbodenmuskulatur an. Der Effekt wird durch die kleinen Gewichte im Inneren der Kugeln noch verstärkt. Die Beckenbodenmuskulatur hält nicht nur unsere Organe im unteren Bauch da, wo sie hingehören, sondern spielt auch eine große Rolle beim Orgasmus. Da zieht sie sich nämlich, besser durchblutet, rhythmisch zusammen. Wenn man beim Sex die Muskulatur anspannt, merkt das auch der Mann, die Scheide verengt sich, und gleichzeitig stimuliert man sich damit selbst. Megagute Sache.

»Fang mit kleinen, leichteren Kugeln an, nach ein paar Wochen Training kannst du das Gewicht steigern«, riet mir Biggi. Wenn man sie zwei- bis dreimal die Woche für 15 bis 20 Minuten trägt, reicht das vollkommen. Aber das muss jede für sich ausprobieren. Am besten bleibt man in der Zeit in Bewegung, damit die Muskulatur richtig gefordert wird. Man spürt dabei die freischwingenden Gewichte in den Kugeln. Viele Frauen werden dadurch auch sexuell stimuliert. Ich persönlich finde es nicht wirklich heiß, deswegen sind die Kugeln für mich auch eher ein Trainingswerkzeug, kein Sexspielzeug. Wie gut, dass sie beides sein können.

Ich war jetzt mit einem Vibrator, Gleitgel und Liebeskugeln ausgestattet. Mehr wollte ich erst mal nicht, aber ich ließ mir von Biggi auch den Rest ihres Sortiments zeigen und erklären, wo ich schon mal hier war.

Die Analplugs gibt es genau wie die Nippelklemmen in jeglicher Ausführung, schlicht oder auch mit sehr vielen Verzierungen. Analplugs, also Analstöpsel, dienen oft zur Vorbereitung auf Analsex. Mit der Einführung in den Po dehnen sie den Schließmuskel, wodurch der Sex dann leichter und schmerzfreier sein kann.

Ich hielt einen Plug mit rosa glitzerndem Strassstein am Ende in der Hand und musste lachen. »Na, stellste dir vor, wie schön dein Hintern mit dem Ding drin funkelt?«, erriet Biggi, und wir lachten, bis uns die Tränen über die Wangen liefen. Trotz der witzigen Vorstellung hatte ich kein Bedürfnis, mir den Postöpsel zu kaufen.

Nippelklemmen brauchte ich auch nicht. Trotz netter Verzierung sahen die Dinger irgendwie echt brutal aus. Wie Miniaturausgaben eines Überbrückungskabels. Manche hingen an Ketten, manche waren kleine Wäscheklammern aus Metall. Konnte aber ja nicht nur weh tun, wenn es so einen riesigen Markt dafür gab. Probieren wollte ich sie trotzdem nicht.

Biggi zeigte mir verschiedene Handschellen und Fesseln. Das fand ich heiß, aber irgendwie traute ich mich noch nicht, mir Fesseln für zu Hause anzuschaffen. Im Nachhinein glaube ich, dass ich Angst davor hatte, dafür verurteilt zu werden. Aber ich habe auch bis heute keine. Die Improvisation liegt mir mehr als Leopardenhandschellen oder Lederfesseln, selbst wenn sie vegan sein sollten. Am Pornoregal vor der Kasse blieben wir stehen. Es sind nicht so viele, dafür anscheinend auch nicht so trashige Filme. Vielleicht nächstes Mal. Jetzt erst mal schnell bezahlen und nach Hause, damit ich meine neuen Errungenschaften auch ausprobieren konnte.

Porno Porno

Ich weiß nicht, wie es dir geht, aber wenn ich an Pornografie denke, sehe ich Silikonbrüste und Riesen-Penisse, überschminkte Lippen und schlechte Tattoos. Der klassische Mainstream-Porno ist ein als Wichsvorlage dienendes Filmchen für Männer, da muss man nicht weiter drüber diskutieren. Vielleicht geht es nur mir so, aber ich verstehe die meisten Pornos einfach nicht.

Ich hatte schon extrem viele Diskussionen darüber, mit Männern und mit Frauen. Klar gibt es Frauen, die sich mit dem in Pornos dargestellten Frauenbild identifizieren können, aber ich behaupte mal, die meisten können das nicht. Natürlich kann ich erklären, warum sie produziert und konsumiert werden. Aber bei mir zündet wirklich kein Fünkchen Lust, wenn ich mir angucke, wie zwei schlechte Schauspieler aufeinander herumrutschen, als wäre es eine Hochleistungssportart. Das Vorspiel dauert selten länger als fünf Minuten, hauptsächlich besteht es aus dem ersten Hand- oder Blowjob. In manchen Fällen wird die Frau dann auch mal oral befriedigt. In den meisten Fällen ist die Abfolge aber gleich: Ausziehen – Blowjob – Vaginalsex – Analsex – schnell noch mal Vaginalsex – Facial. Es geht immer um die Hauptzielgruppe, also um Männer. Klar gibt es auch Pornos mit anderen Abläufen, zum Beispiel Lesbenpornos. Da besteht die Zielgruppe aber nicht aus Frauen, die auf Frauen stehen, sondern eben auch aus Männern, die, ganz klischeetreu, die Fantasie von Frauensex haben.

Macht mich auch nicht an. Ich finde Frauen genauso wie Männer manchmal sehr erotisch und schließe auch Sex mit Frauen nicht aus, aber diese Darstellung ist mir einfach zu stumpf.

Trotzdem finde ich die Entwicklung des Pornos schon interessant. Als ich jung war, liefen auf den Privatsendern noch echte Softpornos. Seltsam flache Handlungen über Prinzen und Prinzessinnen oder Feen und Trolle in noch seltsameren Kulissen wie Schlössern oder Höhlen. Ich erinnere mich daran, dass ich manchmal heimlich nachts mit einer Freundin ein paar Minuten geguckt habe, weil es irgendwie verboten war, wir waren vielleicht 13. Aber es war vor allem langweilig, weil man ja nichts außer übertriebenem Gerammel sah und lautes Gestöhne hörte.

Ansonsten waren Pornos für mich die Ab-18-Abteilung in der Videothek. Da konnte man manchmal reinschielen, und irgendwann konnte man auch mal mit älteren Freunden rein, um irgendwelche Horrorfilme auszusuchen, oder weil es den Mitarbeitern einfach scheißegal war, wie alt man war. Spannend fand ich es trotzdem nicht, weil es einfach so weit weg von meiner eigenen Sexualität war.

So richtig klar wurde mir erst, dass Pornos im Leben anderer eine Rolle spielten, als ich auf dem Computer meines ersten Freundes in dem Order mit den Filmen wiederum einen Ordner mit Pornos fand. Ich war irgendwie entsetzt, weil ich einfach nie darauf gekommen wäre, dass ausgerechnet mein Freund es nötig hatte, Pornos zu gucken. Das war meine Einstellung dazu, und dementsprechend gab es natürlich auch Streit deswegen. Dass es bei den meisten jungen Menschen einfach Teil der Entwicklung ist und es nicht zwangsläufig zu einem verfälschten Bild von Sex kommen muss, wusste ich nicht. Woher auch, lernte ich doch, dass Pornos generell frauenverachtende, unrealistische Schmuddelfilmchen waren, die nur unbefriedigte Männer brauchten, um sich einen runterzuholen. Auch eine ganz schön eingeschränkte Sichtweise, finde ich.

Prinzipiell glaube ich aber, dass die Ära des professionell produzierten Pornos auf DVD echt vorbei ist, auf VHS sowieso. Internet sei Dank. Heute hat jeder, der einen Computer oder ein Smartphone mit Internetzugang hat, die Möglichkeit, jegliche Art von virtuellem Sex zu konsumieren. Die Bandbreite ist endlos. Von Manga-Pornos über Bondage und Selfmade Pornos, du findest alles, was das Sexherz begehrt. Das ist aufregend und großartig, aber natürlich lässt das Internet gleichermaßen viel Raum für einen Riesenhaufen kranke Scheiße, wie Tiersex, Vergewaltigungen oder Sex mit Kindern. Das sollte einem immer bewusst sein, und wenn man irgendwelche Seiten besucht, auf denen derartiger Kram propagiert wird, sollte man das nicht unterstützen, sondern melden, auch wenn die harmloseren Pornofilmchen dort überwiegen.

Kann sein, dass ich das Pornoprinzip damals auch nicht verstand, weil ich mich nicht selbst befriedigte. Das änderte sich aber ziemlich schnell, als ich meinen ersten eigenen Laptop hatte. Auf einmal fand ich es echt spannend, kurze Pornos zu gucken. Einerseits um zu sehen, was da eigentlich wirklich passierte, und andererseits, weil diese voyeuristische Seite neu und irgendwie auch heiß war. War also doch nicht so tabu, wie ich immer dachte.

Dabei finde ich die meisten klassischen Pornos wirklich immer beschissen und unsexy. Das hat sehr viel mit Ästhetik zu tun, ich will die Frau und den Mann attraktiv finden. Zu viel Make-up finde ich scheiße, zu stark operierte oder gebräunte Körper auch. Zu aufgesetztes, aggressives Schauspiel finde ich albern. Das lässt so ca. 90 Prozent aller Filme eh schon durchfallen. Dazu kommt, dass es die meiste Zeit einfach einseitig ist.

Ich habe auch keine Lust, hier jetzt seitenlang zu erklären, warum ich Pornographie in den meisten Fällen für menschenfeindlich halte. Ich will lieber erklären, ob und wo es Alternativen gibt. Und mit Alternative meine ich nicht ausschließlich Pornos, bei denen auch die Frau auf ihre Kosten kommt. Oder extra Pornos für Frauen, was immer auf zarten, langsamen, kerzenbeschienenen Prinzessinnensex hinausläuft, was genauso stumpf und sexistisch ist wie der ganze andere Schwachsinn. Oder Alternativpornos, in denen die Darsteller vielleicht etwas natürlicher sind, oder eben Punker oder Hippies, aber die Handlungen die gleichen bleiben.

Gibt es denn überhaupt Pornographie, die sich von diesen Rollenklischees löst? Die Sex zeigt, ohne ein spezielles Geschlecht anzusprechen? Oder impliziert Pornographie wirklich immer geschlechterspezifische Handlungen? Vielleicht würde ich dann nämlich auch gerne Pornos gucken, ich finde es nämlich prinzipiell schon spannend, Menschen beim Vögeln zuzugucken. Aber natürlich muss das Beobachtete auch meinen ästhetischen Ansprüchen genügen.

Ich habe, durch meine Arbeit in diversen Nachtclubs, verhältnismäßig oft Menschen beim Sex erwischt. Wie ein Porno sah das aber nie aus. Man bewegt sich eben nicht in Zeitlupe, die Körper sind nicht glatt und glänzend. Menschen sind eben keine Schaufensterpuppen, wir haben Leberflecken und Pickel, Falten und Haare, wir reagieren auf bestimmte Reize oder eben nicht. Wir sind kitzelig und kichern quietschend und stoßen mit den Köpfen gegeneinander.

Das liest sich vielleicht, als hätte ich Lust auf ein Close-up schlechter Haut. Natürlich nicht, aber die Pornos von glatten, perfekten, unechten Körpern finde ich genauso unerotisch.

Klar, es gibt auch massenweise Amateurvideos im Internet zu finden. Wäre ein Argument fürs Pornogucken, leider finde ich auch hier die meisten Akteure richtig ätzend. Einen Porno, der so echt ist, wie wir es eben sind, mit Menschen, die ich persönlich auch noch heiß finde, den würde ich aber tatsächlich mal gucken und dabei vielleicht sogar kommen. Aber dafür müsste ich mich auf die Suche begeben, ob es solche Pornos überhaupt gibt, und dafür reicht mein Interesse daran dann doch nicht aus.

Eine andere Sache ist es natürlich, sich selbst beim Sex zu filmen. Hab ich noch nie gemacht, finde ich aber schon spannend. Ich glaube aber, dass ich dann die ganze Zeit versuchen würde, möglichst heiß und sexy auszusehen und am Ende jegliche Authentizität dabei flöten ginge, wie eben in den meisten Sexfilmchen. Zumindest könnte ich mich da nicht ganz von freimachen, es sei denn, ich wüsste nicht, dass ich gefilmt werde. Aber dazu gehört eben auch eine Person, der man vertraut, oder die nötige Eigeninitiative, damit man das Material selbst unter Kontrolle hat. Zumindest, wenn man nicht sein eigenes Filmchen am nächsten Tag, oder nachdem man Schluss gemacht hat, irgendwo auf den einschlägigen Seiten im Internet finden will. Ich stelle es mir ein bisschen wie Selfiesmachen vor, immer darauf bedacht, sich von seiner besten Seite zu zeigen, ein bisschen Duckface hier, ein bisschen gezieltes Stöhnen da. Aber ganz ausschlaggebend dafür, dass ich es noch nicht gemacht habe, ist, dass ich nicht weiß, warum ich mir selbst beim Sex zugucken sollte. Da reicht mir meine Fantasie, die sowieso schon sehr ausgeprägt ist. Und die Erinnerung an guten Sex. Aber den muss man auch erst mal haben. Und manchmal muss man eben gezielt danach suchen.

3.
Sex Dates – Wanna fuck?

*I*ch habe wirklich oft einfach Lust auf Sex. Ich habe mir dieses Bedürfnis extrem lange selbst verboten und auch tabuisiert, weil ich mich dafür geschämt habe und es befremdlich fand. Und dann war ich endlich Single. Single. Einzeln. Allein. Ich hasse dieses Wort. Weil es immer mit etwas Negativem verbunden wird. Als wäre man nicht vollkommen. Oder hätte nur einen Arm. Und es bedeutet fast immer, dass man mehr oder weniger auf der Suche nach irgendetwas ist. Ich hingegen bin nicht mehr ganz so frisch getrennt, aber auch nicht auf der Suche nach einer neuen Beziehung.

Manche Menschen führen eher viele kurze Beziehungen, andere haben wenige, aber dafür lange Partnerschaften. Ich würde behaupten, dass ich mich immer eher für die lange Variante entscheiden würde, weil die Vorstellung der vielen kurzen Beziehungen anstrengend ist. Wenn Partnerschaft, dann brauche ich eine lange Aufwärmphase. Alles, was dazwischen liegt, ist maximal eine längere Affäre.

Und dann erwische ich mich dabei, wie ich zurückblicke und mit Schrecken feststelle, dass ich genauso mehrere kurze Beziehungsversuche hatte wie die meisten meiner Generation. Fuck. Fuck. Fuck. Weil ich mich eben auch immer wieder in den Situationen und Momenten der Sehnsucht wiederfinde. Weil ich Nähe suche, wo keine ist, aber denke, sie trotzdem finden zu können. Oder weil mich jemand so reizt, dass ich ihn unbedingt haben will.

Und dann realisiere ich, wie gestört ich da eigentlich bin. Weil bei mir genau die Dinge funktionieren, die ich in jedem scheiß Roman immer belächle. Dann lerne ich mal einen Mann kennen, der nicht genauso funktioniert wie die anderen vor ihm, und sofort ist mein Interesse geweckt. Weil sich auf einmal die Grenzen verschieben. Meine und seine.

Und dann will ich ihn umso mehr und bilde mir am Ende sogar ein, dass ich verliebt sein könnte, weil man auf Augenhöhe sein könnte. Dabei verwechsle ich fehlende Empathie so oft mit Reflexion und Arschlochverhalten mit Selbstbestimmtheit. Und ich bin erst zufrieden, wenn wir uns so nahe kommen, dass ich merken kann, dass er nicht das ist, was ich gesehen habe, sondern nur der Ansatz und die halb leere Hülle einer Fantasie.

Und dann muss ich mir eingestehen, dass auch ich eben nicht frei von der Sehnsucht nach einem Menschen bin, der mein Partner in Crime sein könnte und der mich und meine Macken so nimmt, wie sie gewuchert sind. Das gehört dazu, und das ist okay, das ändert sich von Tag zu Tag und ist ein wiederkehrendes Muster.

Aber auch diese Momente gehen vorbei, und oft sind es sowieso die verkaterten depressiven Tage, an denen einem die menschliche Nähe so sehr fehlt und trotzdem so unerträglich zu sein scheint. Wenn man sich am nächsten Tag fragt, warum man dem Idioten eigentlich doch noch eine Nachricht geschrieben hat, und sich wünscht, jemand würde einem in diesen Momenten einfach das Telefon und den Computer wegnehmen und dazu zwingen, zu schlafen oder zum Sport zu gehen oder ein Buch zu lesen. Aber diese Dinger geben mir halt die Möglichkeit, die Nähe, die ich vielleicht vermisse, oder die Lust, die ich ganz bestimmt habe, zu stillen, indem ich mir einfach in den Weiten des Internets eine neue Person suche, die mir die kurze Aufmerksamkeitsspanne schenkt, die sie noch hat. Und dann schafft man eben eine neue Affäre mit mehr oder weniger großen Komplikationen.

Ich bestreite nicht, dass man sich in diesen Affären ab und an auch mal für einen Tag das Gefühl von Geborgenheit und Vertrautheit gönnt, was man sonst eher vermisst. Aber letztendlich geht es primär darum, jemanden, nicht ganz so fremden, fürs Bett zu haben. Das klingt abwertend, ist es aber nicht. Wenn die Wünsche und Ansprüche beider Seiten klar kommuniziert werden und man auch ehrlich zueinander ist, wenn sich dieser Zustand in die ein oder andere Richtung ändert und man dann noch respektvoll miteinander umgeht, dann hat man eine sehr menschliche Ebene, die vielleicht nicht in Chaos und Drama endet.

Ausschließen kann man das Chaos und das Drama natürlich nie. Weil Menschen einfach auch immer Angst haben. Angst vor Enttäuschungen. Vor Zurückweisung. Vor Versagen. Vor Verletzungen. Vor Schrammen im Ego. Vorm Alleinsein. Vor den eigenen Gefühlen. Vor den Gefühlen anderer. Diese Angst macht uns entweder zu feigen Arschlöchern, die um sich schlagen, oder zu zitternden Mäuschen, die gelähmt in der Ecke sitzen.

Also scheiß ich manchmal auf diese Angst. Damit meine ich nicht, dass man sie ignorieren sollte, wenn sie da ist. Aber man sollte ihr in die Augen gucken und kurz oder auch länger reflektieren, woher sie kommt und ob man sie eventuell auch einfach mal ablegen kann. Das kann man manchmal alleine. Manchmal muss man aber auch von seinen Ängsten erzählen. Freunden oder eben den jeweiligen Partnern, Affären oder wem auch immer.

Reden hilft meistens. Und dann ist die Angst nicht mehr so bedrohlich, und ein Mensch, der einem näher kommt, auch nicht. Aber die wenigsten Menschen reden. Und wenn sie reden, dann oft über alles, aber nicht über sich. Und versuchen sie es doch, fängt der Blick an zu flackern, und auf einmal schaut man sich nicht mehr in die Augen, sondern auf unbestimmte Punkte im Raum oder auf die Hände, die nervös mit losen Gegenständen spielen, damit sie etwas zu tun haben und einen Teil dieser schrecklichen Unsicherheit nehmen, die sich auf einmal in dir ausbreitet, weil dein Gegenüber dich gerade gefragt hat, an was du denkst, wenn du an Sex denkst.

Und obwohl man über alles und jeden reden kann, fehlen auf einmal die Worte, der Kopf ist leer, und das beklemmende Gefühl wird größer, obwohl man gar nicht genau weiß, woran das liegt, man ist doch so offen, so liberal, so verrückt und aufgeklärt. Und dann sitzt oder liegt man da und fängt an zu schwitzen, weil man keine Worte mehr findet, dabei sind die Bilder so klar im Kopf, aber die Sprache ist auf einmal die Grenze. Der Körper neben dir fühlt sich gar nicht mehr so vertraut an, und der Fluchtgedanke wird größer, und es scheint gar nicht mehr so abwegig, einfach aufzustehen und zu gehen, damit man sich diesem klammen, klebrigen Gefühl einfach entwinden kann.

Genau an dem Punkt ist es an der Zeit, dir selbst mal kurz eine gedankliche oder auch echte Ohrfeige zu verpassen. Was zur Hölle ist denn bitte los mit uns? Wir reden über jeden Scheiß und haben keine Grenzen, solange es um andere Menschen geht, aber sobald es uns und unseren Körper, unsere Sexualität betrifft, schrumpfen wir zusammen. Und daraus resultieren so unfassbar viele Hemmungen, dass ich gar nicht weiß, wo ich anfangen soll.

Eines der größten Probleme ist meiner Meinung nach der

allgegenwärtige Performancedruck, der durch die enorme Reizüberflutung manifestiert wird. Wir leiden alle darunter, Frauen genauso wie Männer. Wir werden jeden Tag mit dem Thema Sex überschwemmt. Ob uns nun die Unterwäschewerbung an der Bushaltestelle sagt, wie man in Dessous auszusehen hat, oder irgendwelche Bettszenen im Fernsehen zeigen, wie Sex auszusehen hat, oder Frauen-/Männerzeitschriften mit Rat zur Seite stehen, wie man es jetzt eigentlich richtig macht.

Wenn du selbstbewusst genug bist, ist dir das im besten Fall egal. Wenn du nicht so selbstbewusst bist, werfen diese perfektionistischen Bilder extrem viele und extrem unangenehme Fragen auf.

Sehe ich heiß genug aus? Bin ich offen genug? Bin ich versaut genug oder doch zu prüde? Was mache ich, wenn er was tut, was ich nicht möchte? Kann ich ihn befriedigen? Was mache ich, wenn mir was Peinliches passiert? Und kann ich eigentlich auch sagen, wenn mir irgendwas nicht gefällt? Oder lässt man mich dann sofort links liegen, wenn ich nicht alles mitmache?

Das sind die Fragen, die die meisten kennen.

Aber wie kommt man aus diesem Gedankenstrudel am besten wieder raus? Genau, Kommunikation. Auf jeder Ebene. Es hilft, nicht nur mit dem Menschen, mit dem du schläfst, sondern auch mit anderen Vertrauenspersonen darüber zu reden. Man muss nur endlich mal damit anfangen, über seinen verdammten Schatten zu springen, danach wird es viel leichter, so war es zumindest bei mir. Ab dem Tag, als ich gemerkt habe, wie unfassbar gut es tut, mit Menschen über meine Bedürfnisse zu sprechen, und dass die meisten Menschen, mit denen ich über Sex spreche, genauso ein Mitteilungsbedürfnis haben wie ich, wurde alles wesentlich einfacher.

Aber Unsicherheiten gibt es natürlich auch auf der sicheren Seite. Man erlaubt sich nicht, nicht perfekt zu sein. Man spielt viel Theater, man lässt nicht los. Geht etwas schief, ist es eine mittelprächtige Katastrophe. Damit muss irgendwann mal Schluss sein.

Du bist also Single und fühlst dich nicht, als wäre dir ein Körperteil amputiert worden? Du willst keine Beziehung, aber trotzdem nicht auf Sex verzichten? Dafür musst du dich nicht rechtfertigen, das geht auch niemanden etwas an. Formuliert man diesen Wunsch offen, wird einem ja auch gerne mal vorgeworfen, dass man doch eigentlich nur auf der Suche nach einem neuen Partner ist, was ich ziemlich anmaßend finde. Wenn ich das genauso erwidere, dann wird mir gesagt, dass ich ja nur so argumentieren würde, weil ich keinen Partner hätte und das eben nicht gerne zugeben würde. In solchen Momenten frage ich mich wirklich, woher Menschen die Arroganz nehmen, jedem die gleichen Wünsche und Bedürfnisse zuzuschreiben, nämlich das Suchen und Finden des Partners fürs Leben, ohne Akzeptanz jeglicher Alternativen.

Ich habe keine Lust, mich verloren und traurig zu fühlen, weil ich gerade keine Beziehung führe. Das wird uns permanent eingeredet, ist aber eigentlich nur eine Gemeinheit. Denn ich definiere mich und mein Leben nicht über meine Partnerschaften. Das Leben besteht doch aus so viel mehr, und es endet ja nicht urplötzlich, wenn man Single ist, nicht wahr?

Klar kommen diese Vermutungen nicht ohne Grund, da es diese Fälle natürlich gibt und ich diese Erfahrung ja auch schon gemacht habe. Das ist auch gut so, sonst wäre ich mir heute nicht so sicher, was ich in meinem Leben nicht möchte. Niemand soll oder muss sich deswegen schlecht fühlen und das Gefühl haben, alles falsch zu machen. Man hat immer eine Wahl, und es ist nie zu spät dafür, sich selbst und seine sexuellen Wünsche zu finden. Egal, in welchem Alter.

Also, du bist immer noch Single, und du bist auf der Suche nach Sex. Es ist aber gar nicht mal so einfach, (unverbindlichen) Sex zu finden. Weder in der Stadt noch in ländlicheren Gegenden.

Dazu kommt die Frage: Was verstehst du denn eigentlich unter unverbindlichem Sex? Du willst mit jemandem, den du gar nicht kennst, schlafen und ihn/sie danach nicht wiedersehen? Oder willst du die Person doch schon ein bisschen kennen, vielleicht nur flüchtig, vielleicht schon länger? Oder soll es doch lieber das »Friends with Benefits«-Modell sein, weil da eine Vertrautheit ist, die sonst fehlt?

Jeder hat ja seine Grenzen, und jeder kann ab irgendeinem Punkt intim werden oder eben nicht. Deswegen ist es wichtig, genau diese Grenzen erst mal kennenzulernen und zu definieren. Sonst kommt man nämlich nicht weit. Und nur weil man Lust auf Sex hat, bedeutet das ja nicht, dass man ihn um jeden Preis haben muss. Schon mal drüber nachgedacht, was du unter Sex denn eigentlich verstehst? Richtig, in 99 Prozent der Fälle versteht man darunter den Geschlechtsverkehr. Das schränkt dich schon mal ganz und gar ein. Sex ist so viel mehr als der reine Akt an sich. Und es gibt viele Möglichkeiten, Sex zu haben, aber dafür muss man erst mal jemanden finden, der auch Sex haben will. Ist klar. Und da gibt es ziemlich viele Möglichkeiten, vom klassischen Kennenlernen im echten Leben bis hin zu Cybersex.

Real Life

Heute ist der Tag, du willst ausgehen, in irgendeinen Club, auf die Einweihungsparty von Freunden oder in eine Bar. Und du willst Sex, was auch immer du darunter verstehst. Dabei kommt es natürlich darauf an, wo du lebst. Aber selbst wenn du im kleinsten Dorf im Schwarzwald wohnst, kannst du zumindest in die nächste Stadt fahren. Urbanes Leben hat hier viele Vorteile, da es eine riesige Auswahl an potenziellen Sexpartnern gibt und du, falls dir das aus irgendwelchen Gründen wichtig sein sollte, einfach anonym bleiben kannst. Das geht aber immer, wenn du die Szeneorte, an denen du dich mit deinen Freunden sonst so bewegst, meidest. Wenn ich in Berlin in eine der großen Mainstream-Diskotheken gehen würde oder in eine Bar in Wilmersdorf, könnte ich mir zu 99 Prozent sicher sein, niemanden zu treffen, der mich kennt. Aber im Normalfall geht man ja nicht alleine irgendwohin, außer man ist schon gezielt verabredet.

So weit sind wir aber noch nicht. Eigentlich ist es schon relativ hypothetisch, sich vorzunehmen, an genau diesem Abend jemanden zu finden, den du heiß findest (und er dich) und mit dem du im Bett landest. Sei dir immer bewusst, dass der Abend auch komplett anders verlaufen kann und bei der besten Freundin auf dem Sofa endet oder du alleine nach Hause fährst. Das soll jetzt nicht demotivierend sein, aber man muss ja auch realistisch bleiben, dann ist man auch nicht so enttäuscht, wenn nichts passiert.

Superwichtig ist, dass du Klamotten und Schuhe trägst, in denen du dich wohl fühlst, egal, was kommt. Denn es wird dich nerven, wenn du die ganze Zeit das Gefühl hast, dass deine Hose rutscht oder deine Füße schon nach zehn Minuten schmerzen, weil du unbedingt die 15-Zentimeter-High-heels anziehen musstest. Für deine Unterwäsche gilt: Ziehe nichts an, das du nicht auch zeigen möchtest.

Wie der Abend verläuft, kann ich dir hier nicht beschreiben. Klar, ich könnte ein paar Szenarien erfinden, aber ich denke, dass das Quatsch wäre. Wichtig ist ja, was passiert, wenn du jemanden triffst oder siehst, der/die dir gefällt. Wenn ihr euch vielleicht schon kennt oder zumindest schon im Gespräch seid, ist das alles einfacher. Wenn nicht, auch kein Hindernis. Warte einfach nicht darauf, dass du angesprochen wirst. Das sind Flirtvorstellungen aus den 50ern, es gibt einfach keinen Grund, warum du als Frau nicht die aktive Rolle einnehmen solltest.

Wenn du enorm schüchtern bist und du dir, bevor du überhaupt versucht hast, jemanden anzusprechen, schon alle unangenehmen Formen überlegst, wie du abblitzen könntest, atme mal kurz durch und frage dich, was daran so enorm schlimm sein könnte. Wie oft hast du wohl schon Körbe verteilt? Und wie oft wirst du noch welche einstecken? Es ist ja nicht so, dass dir in diesem Moment gesagt wird, dass du niemals eine Chance bei jemandem haben wirst und dich am besten sofort für immer zu Hause einschließen solltest.

Es kommt ja auch immer ein bisschen darauf an, wie du jemanden ansprichst. Zu einem wildfremden Menschen zu gehen und ihn zu fragen, ob er heute noch mit dir vögeln will, kann funktionieren, wird es aber in den seltensten Fällen. Klar, auch hier ist es wie eigentlich überall, Ehrlichkeit währt am längsten. Aber etwas charmanter sollte man es schon verpacken, er soll ja nicht gleich Panik bekommen. Außerdem ist es auch für dich wichtig, vorher mal ein paar Sätze mit dem Auserwählten zu wechseln. Vielleicht versteht ihr euch gar nicht, oder er hat schrecklichen Mundgeruch oder ist dir einfach nicht sympathisch. So weit sollte man schon kommen, um wenigstens ein paar Ausschlusskriterien abzuhaken.

Beim Gedanken, ihn/sie anzusprechen, bekommst du schweißnasse Hände, und dein Drink schmeckt dir auf einmal auch nicht mehr? Ich verstehe das, das kennen wir alle. Die Frage, die du dir jetzt stellen musst, ist: Was hast du zu verlieren? Mehr als ein »Nein, danke« kann ja nicht kommen, und selbst das wäre nicht schlimm. Dann hat das zwar nicht geklappt, aber du bist über deinen Schatten gesprungen, und dann kannst du es als Übung sehen. Es gibt keinen Grund, danach noch lange über die Absage nachzudenken.

Fang ja nicht an, das jetzt alles auf dich zu beziehen und dich zu fragen, ob das andere Kleid oder weniger Lippenstift etwas daran geändert hätte. Denk lieber daran, wie es dir geht, wenn du jemandem einen Korb gibst. Kann schon sein, dass einem der andere einfach nicht gefällt. Kann aber auch sein, dass man ganz andere Gründe hat, keine Lust oder eine Beziehung oder schlechte Laune.

Atme noch mal tief ein und aus. Sag ihm einfach, dass er dir aufgefallen ist, und frag, ob ihr was zusammen trinken wollt. Wenn du dich nicht traust, jemanden direkt anzusprechen, geht auch immer noch die Zettelnummer, die aber eigentlich nur eine Notlösung sein sollte.

Apropos Zettel: In meiner Jugend habe ich mehrmals im Jahr meine Cousine in Süddeutschland besucht. Wir waren regelmäßig in einer kleinen Dorfdisco namens »Biergarten«. Jeden Freitag war Single-Party. Ich fand das megaspannend, kannte ich diese Art des Flirtvergnügens doch wirklich nur aus der BRAVO-Foto-Lovestory. Jeder bekommt beim Reingehen einen herzförmigen Aufkleber mit einer Nummer drauf. Die Sechs (= Sex) war natürlich besonders beliebt. Jeder konnte der Nummer seiner Begierde Nachrichten auf rosa Zettel schreiben und diese beim DJ mit wahlweise der eigenen

Nummer oder der Telefonnummer hinterlassen. Der DJ rief dann alle 60 Minuten die Nummern, für die Nachrichten hinterlassen wurden, auf, damit man sich die Zettelchen abholen konnte. So ganz verstanden habe ich das aber nicht, eigentlich waren immer nur alle enttäuscht. Entweder weil sie keine oder nicht genug Zettel bekommen hatten oder weil die Absender nicht den Vorstellungen entsprachen.

Wie auch immer, solltest du dich nicht trauen, jemanden direkt anzusprechen oder zu fragen, ob man sich noch mal treffen will, kann man durchaus seine Telefonnummer aufschreiben und sie dem-/derjenigen zustecken. Bedenke hier aber, dass du dann in der wartenden Position bist und bei jeder eingehenden Nachricht in den nächsten acht Tagen hoffen wirst, dass sie von der Person ist. Und wenn es dir eben nur um diesen Abend geht und nicht um ein Date bei Kerzenschein, ist die direkte Variante immer besser, dann weißt du wenigstens sofort, woran du bist.

Das ist in Clubs generell nicht so schwer. Wenn man keine Lust hat, jemanden so anzuquatschen, geht ja auf der Tanzfläche auch immer einiges. Oh, und Tanzen ist eine wunderbare Übung, um sich locker zu machen. Um sich von der Angst, was andere über einen denken, freizumachen. Um einfach mal loszulassen. Ich konnte extrem lange nicht alleine tanzen. Mindestens eine Person musste dabei sein. Ist auch klar, zu zweit ist man ein Team, das gibt einem die nötige Sicherheit, um sich mehr oder weniger rhythmisch zu Musik zu bewegen. Ohne Alkohol ging sowieso gar nichts.

Die meisten Menschen tanzen zu zweit oder in einer kleinen Gruppe so vor sich hin, und keiner fühlt sich so richtig wohl, weil man immer Schiss hat, dass der andere denken könnte, man solle das Tanzen lieber mal lassen. Und die Unsicherheit sieht man Menschen halt auch an. Meine Tanzmoves guckte ich mir bei Menschen ab, die ich für gute Tänzer hielt. Das waren meine heimlichen Helden. Frauen und Männer, die unfassbar gut und ästhetisch zu jedem Lied tanzen konnten – alleine.

Und irgendwann kam der Abend, an dem sich das änderte. Ich hatte Feierabend, keiner, mit dem ich hätte tanzen können, war mehr im Club, aber es war voll, und die Musik war unfassbar gut. Ich ging in eine der hinteren Ecken der Tanzfläche, drehte mich mit dem Gesicht zur Wand, um die Blicke der anderen nicht sehen zu müssen, und fing an zu tanzen. Ich merkte richtig, wie sich irgendein Knoten in mir anfing zu lösen. Und dann war es mir auf einmal egal, ich drehte mich zu den anderen um und merkte, dass mir überhaupt keiner zuguckte. Es interessiert nämlich auch einfach niemanden, ob du tanzt oder nicht tanzt, außer dir selbst.

Seitdem mache ich viele Dinge alleine. Für mich. Alleine in Cafés sitzen zum Beispiel. Oder auf Konzerte gehen. Oder einfach mal spazieren gehen. Weil ich gelernt habe, dass ich nicht für jede Aktivität jemanden brauche, der mir bestätigt, das Richtige zu tun.

Das Problem an Clubs ist ja, dass mit fortschreitender Zeit die Menschen immer betrunkener werden. Irgendwann sind nur noch die Superbesoffenen oder Superverzweifelten da und wanken wie Zombies auf der Suche nach ihrer Jacke oder Frischfleisch durch die Räume. Generell würde ich versuchen zu vermeiden, in diese »Restefickphase« zu kommen, zumindest als Zombie oder Zombieopfer. Hört sich eklig an, ist es irgendwie auch. Das ist der Punkt, an dem den meisten egal ist, mit wem sie nach Hause gehen, Hauptsache, nicht wieder alleine besoffen einschlafen. Mit der leisen Hoffnung, neben jemandem aufwachen zu können. Ich will das Bedürfnis nicht verurteilen, halte die Art aber für gefährlich, weil man nicht mehr wirklich die Kontrolle darüber hat, was man macht, und seine eigenen Grenzen dann oft einfach ignoriert und das am nächsten Tag manchmal ziemlich schnell bereuen kann. Und dann fühlst du dich noch einsamer.

Ich sehe sie oft, diese Restefickpaare. Schwankende, aneinandergepresste Körper, schweißnasse Hände, die tastend doch immer nur ins Leere greifen. Müde Augen, die lieber geschlossen bleiben. Manchmal finden sie nicht mal mehr den Weg zum Taxi und in die eigenen vier Wände. Dann reichen das ranzige Sofa in der hintersten dunklen Ecke des Clubs oder die verdreckten Klos zum Ficken. Ob das befriedigend ist, weiß ich nicht. Ich wünsche es ihnen zumindest. Die anderen stolpern zusammen aus dem Club. Nicht wenige treffen sich ein paar Wochen später zufällig in demselben Club wieder, mehr als ein verschämtes »Hallo« wird aber nicht mehr ausgetauscht. Irgendwie schade.

Wenn es dir nur darum geht, jemanden zum Vögeln zu finden, solltest du dir im Klaren darüber sein, dass das nicht unbedingt am selben Abend passieren muss. Man sollte sich und dem anderen schon die Zeit lassen, sich kennenzulernen. Es kann auch Spaß machen und umso aufregender sein, wenn man Spannung aufbaut und sich Zeit lässt. Sich langsam annähert und den anderen reizt. Sich vom andern reizen lässt.

Solltest du am gleichen Abend jemanden finden, mit dem du ins Bett willst, dann überlege dir vorher, ob du ihn/sie mit zu dir nehmen willst oder du lieber mit ihm/ihr nach Hause gehst. Meine Regel ist ja seit der Affäre mit Max, dass ich erst mal niemanden mit zu mir nach Hause nehme. Einerseits, weil mir mein Zuhause sehr wichtig ist, weil es mein einziger echter Rückzugsort ist, an dem ich ganz für mich sein kann und das meine persönlichen Grenzen einfach überschreiten würde. Andererseits, weil ich, wenn ich bei jemandem zu

Hause bin, immer entscheiden kann, wann ich wieder gehe, und nicht in die unangenehme Situation komme, jemanden vielleicht rausschmeißen zu müssen. Stell dir vor, der Sex ist scheiße oder du fühlst dich aus irgendeinem Grund nicht richtig wohl. Dann kannst du einfach gehen. Im besten Fall bist du dabei auch ehrlich und sagst demjenigen, warum du gehst. Manchmal will man aber eben auch nur vögeln und nicht nebeneinander schlafen, weil man nicht gut neben fremden Menschen in fremden Betten pennt. Manchmal ist das aber auch sehr schön, man kann nebeneinander schlafen und wird im besten Fall auch noch mit Sex geweckt, was mittlerweile fast mein Lieblingssex ist. Durch die Erektion oder die Finger oder die Zunge von einem heißen Typen geweckt werden ist schon ziemlich großartig. Oder selbst jemanden damit wecken ist genauso gut. Vielleicht ist es aber auch nicht so, und man schläft trotzdem nebeneinander, verabschiedet sich morgens und fühlt sich trotzdem gut.

Was aber, wenn du nicht ausgehen möchtest? Vielleicht weil Montag ist oder du lieber in der Jogginghose zu Hause rumhängen willst? Vielleicht bist du aber auch einfach nicht der Mensch, um spontan mal irgendjemanden irgendwo anzuquatschen, das ist auch total okay. Keiner sollte sich zu so etwas zwingen, nur weil man denkt, dass das auch dazugehört. Pustekuchen, wofür wurde denn schließlich das Internet erfunden?

Cybersex und Sexting

Die Generation Y. Seltsame Bezeichnung für Menschen, die zwischen 1990 und 2010 ihre Teenagerzeit durchleben durften. Oder mussten. Y übrigens nur, weil die Generation vor uns die Generation X war und wir angeblich gesellschaftliche Gegebenheiten hinterfragen (englisch »Y« = ausgesprochen wie »why« = »warum«). Ist klar. Mal davon abgesehen, dass wir die Kelly Family, Sisqó und die Backstreet Boys gehört und überlebt haben, geblümte Schlaghosen und Kordjacken erfolgreich hinter uns gelassen haben, dafür immer noch *Simpsons* und *Friends* gucken, sind wir die Generation, die den vielleicht wichtigsten und schnellsten technischen Umbruch miterlebt hat – erste mobile Telefone, dann das Internet. Ohne diese sich weltweit erstreckende, riesige Datenmasse wären wir alle ganz schön aufgeschmissen. Genau kann ich gar nicht erklären, was das Internet ist, aber ich kann sehr genau erklären, was das mit mir so angestellt hat. Für Kids, die heute auf die Welt kommen, ist es Alltag, für mich sind meine 50 000 VDSL-Leitung und mein Ultrabook immer noch ein kleines Weltwunder.

Vom ersten Modem über meinen ersten riesigen Computer mit Windows '97, mein erstes mobiles Telefon und mein erstes internetfähiges Handy bis zu meinem ersten Smartphone sind ca. 12 oder 13 Jahre vergangen. Und jedes Mal war es eine neue Errungenschaft, ein neues kleines Wunder.

Damals war es mir definitiv nicht bewusst, wie sehr mein Leben, wie sehr unser aller Leben, durch das Internet verändert werden sollte. Ich kann mich noch genau daran erinnern, als ich das letzte Mal in meine Stammvideothek ging, um mir die drei Euro Pfand für meine Mitgliedskarte wiederzuholen. Ich hatte keinen Videorekorder mehr, und die DVD-Auswahl war noch sehr begrenzt. Also lieber im Internet gucken, was es zu gucken gab. Und ich gebe es zu, ich bin heute absolut abhängig davon. Sowohl mein Studium als auch fast jeder Job, den ich jemals ausübte, waren und sind unabdingbar mit dem World Wide Web verknüpft.

Noch viel wichtiger aber ist ja der Gebrauch im privaten Leben. Ich kommuniziere mit den meisten meiner Freunde und Bekannten über diverse Messenger oder Social-Media-Portale. Also Facebook, Telegram, WhatsApp usw. So wie die meisten Menschen meiner Generation in diesem Land. Es ist einfach, schnell und günstig. Man kann innerhalb kürzester Zeit enorme Informationsmengen austauschen, ohne dabei mit dem anderen Ende sprechen zu müssen. Man kann kostenfrei telefonieren, inklusive Video, obwohl man 30 000 Kilometer voneinander entfernt sitzt. Das ist verrückt, und das ist wunderbar. Aber auch gefährlich. Denn die soziale Kommunikation verschiebt sich immer mehr ins Virtuelle, die echte Interaktion wird oft schon auf ein Minimum reduziert. Das mag in manchen Fällen praktisch sein, zwischenmenschlich ist es aber eher ein Dilemma. Es wird einfacher, Konflikte zu beginnen und sie zu beenden, ohne dass man nur ein Wort persönlich miteinander darüber gesprochen hat.

Die logische Konsequenz daraus ist, dass auch die Partnersuche Raum im Internet findet. Enormen Raum. Ich habe mich gefragt, wie das bei mir eigentlich angefangen hat, woher meine große Affinität zur Online-Kommunikation kommt und wann ich damit begonnen habe, Männer übers Internet kennenzulernen.

Der erste Messenger, den ich nutzte, war ICQ. Eigentlich der erste internetweit funktionierende Instant Messenger, den es auf dem Markt gab. Ich habe immer noch diesen penetranten Nachrichtenton im Kopf: »Oho«. Fast jeder, den ich so kannte, hatte eine eigene Nutzernummer und konnte die meistens auch auswendig. Man war nur mit Menschen verbunden, die man auch aus dem echten Leben kannte, aber es war eine super Alternative zu Telefonaten oder SMS, weil man nicht reden musste und es verhältnismäßig günstig war.

Die Telefonleitung habe ich trotzdem stundenlang belegt. Mit ICQ fing also alles an. Ich habe es wirklich geliebt, vor dem Computer zu hocken und zu schreiben.

Mein erstes soziales Netzwerk war Myspace. Auf einmal konnte man sich ein richtiges Profil anlegen, Bilder hochladen, Musikvideos teilen und in stundenlangem Feintuning Schriftgrößen, Farben und Rahmen zusammenbasteln. Möglichst abgefahren bitte. Ich fand es unglaublich spannend, mir die Profile anderer anzuschauen, nicht nur die meiner Freunde, auch die von Fremden. Es gab die Möglichkeit, in Foren über gemeinsame Interessen oder Konflikte zu diskutieren, worüber man auch permanent neue Menschen kennenlernte – virtuell.

Damals war das nicht mal primär am anderen Geschlecht orientiert, es ging einfach um den virtuellen Austausch über viele Themen, meistens um Musik und Konzerte. Interesse daran, jemanden kennenzulernen, hatte ich sowieso nicht, ich war ja mit Marius zusammen. Aber ich bekam damals schon mit, wie Freunde und Freundinnen von mir Menschen über die Netzwerke kennenlernten und auch trafen.

Irgendwann, ich glaube so um 2008 herum, redeten dann auf einmal alle von dieser neuen Social-Media-Plattform namens Facebook. Ich gehörte zu denjenigen, die sich relativ lange weigerten umzuziehen, und blieb meinem geliebten Myspace treu, bis der Userkreis so zusammengeschrumpft war, dass ich doch aufgab. Anfangs fand ich Facebook richtig scheiße, erst als der Messenger eingeführt wurde und man richtig chatten konnte, war ich happy, das löste dann nämlich ICQ ab, und man hatte alles in einem. Geil.

Facebook war, ist und bleibt vermutlich eine der wichtigsten Plattformen für soziale Kontakte im Internet. Meine ersten mehr oder weniger erfolgreichen virtuellen Flirterfahrungen machte ich ja mit Levi. Aber die zählen nicht so richtig, weil wir uns vorher trotzdem schon kannten, zwar nur vom Sehen, aber eben aus dem »echten Leben«. Facebook wurde zwar auch als Partnerbörse genutzt, nur hatte ich damit nicht so viel am Hut. Die Vorstellung, jemanden nur aufgrund von Bildern, gemeinsamen Interessen, die man ja frei erfunden angeben konnte, und sich überschneidender »Freunde« anzuschreiben und nach einem Date zu fragen, ergab für mich einfach keinen Sinn.

Über die Partnersuche im Internet machte ich mir wenig Gedanken. Ich kannte durchaus ein paar Portale aus der Werbung, Elitepartner und eDarling waren mir ein Begriff, erschienen mir aber viel zu absurd, um sie zu testen. Dazu muss ich natürlich auch sagen, dass ich vielleicht nie intensiv genug auf der Suche war. Ich will auch niemandem die Möglichkeit absprechen, über diese Plattformen einen Partner zu finden. Nur für mich ist das eben keine Option. Erstens finde ich es schon sehr abschreckend, was für immense Summen für diese Art der Vermittlung von den Nutzern verlangt werden und dass man oft an eine feste Vertragszeit gebunden wird, was ich für sehr unseriös halte. Wobei es natürlich auch kostenlose Portale wie Finya gibt. Zweitens finde ich es unglaublich anstrengend, was man von sich preisgeben soll, und vor allem, in welcher Form man es tun soll. Von politischen und religiösen Ansichten über die Kleidergröße bis zur Narbe auf der Arschbacke soll alles angegeben werden. Klar verstehe ich, dass diese Informationen Menschen dabei helfen sollen, sich möglichst gut ein Bild vom anderen machen zu können. Aber man kann ja angeben, was man will, und das macht es irgendwie witzlos, weil sich doch sowieso jeder so beschreibt, wie er oder sie gerne wahrgenommen werden möchte. Weil die meisten Menschen eben nicht mit sich zufrieden sind und weil die meisten Menschen auch nicht lesen wollen, wie viele Speckfältchen man hat, sondern wie groß deine Brüste sind. Es gibt bestimmt auch Menschen, die ehrlicher sind, aber ich wage mal zu behaupten, dass die wenigsten dazu in Lage sind. Einfach schon aus Angst vor Ablehnung. Also hielt ich mich davon fern. Ich suchte ja auch keine Beziehung, sondern Männer, mit denen ich Sex haben kann, ohne dass erwartet wurde, dass wir danach gleich heirateten.

Aber dann kam Tinder in Deutschland auf den Markt und sorgte für eine Welle, gemischt aus Neugier, Verachtung und Jubel. Das ging natürlich nicht an uns vorbei, und wir wurden richtig neugierig, was diese App eigentlich so kann. Dazu kam, dass meine Mitbewohnerin Juli und ich schon lange kein Date mehr hatten. Uns war relativ egal, ob wir nur jemanden zum Vögeln finden würden, oder jemanden, mit dem man vielleicht auch zwei sinnvolle Sätze austauschen konnte, im Idealfall beides, musste aber auch nicht sein. Zumindest erschlossen wir die ganz neue Welt des Online-Datings. Aber natürlich gab es auch schon vor Tinder Dating-Apps. Prinzipiell bietet ja jede Social-Media-Plattform die Möglichkeit, fremde Menschen kennenzulernen, ohne dass die Bekanntschaft auf der virtuellen Ebene bleiben muss. Ich kann natürlich nicht auf alle näher eingehen, weil ich nicht alle nutze und weil es den Rahmen doch sprengen würde. Aber die für mich wichtigsten werde ich näher erklären.

Facebook

98,5 Prozent meiner Freunde und Bekannten nutzen Facebook. Ohne Scheiß, fast jeder in meinem Alter hat ein Profil. Letztens fand eine Freundin von mir eine EC-Karte in einem

Fahrkartenautomaten und hat die Person einfach bei Facebook gesucht und gefunden und ihr noch am selben Tag die Karte zurückgegeben. So ist das mit Facebook. Ob man Bands, alte Klassenkameraden oder verschollene Verwandte sucht oder seinen Ex-Freund stalken will – hat man keine besonderen Sicherheitseinstellungen und gibt seinen vollen bürgerlichen Namen als Usernamen an, geht das alles. Aber was soll das eigentlich? Facebook ist doch dafür da, mit den Menschen, mit denen man virtuell befreundet ist, Informationen zu teilen. Ob Bilder, Gedanken in Form von Status-Updates oder Musik, alles kann, nichts muss.

Der Drang, Persönliches zu teilen, ist bei vielen aber doch erschreckend groß. Bei einigen Menschen ist man immer live dabei, egal, ob sie gerade die Wohnung putzen, ihr Kanarienvogel in den Käfig scheißt oder sie auf der Beerdigung ihrer Mutter sind. Falls du zu diesen Menschen gehören solltest, kannst du dich davon ruhig etwas angegriffen fühlen.

Je egaler mir die Menschen sind, die Facebook mit einem Tagebuch verwechseln, desto weniger interessiert mich das, was sie posten. Aber lasst euch gesagt sein, wenn ich jemanden auch im echten Leben mag und treffe, dann finde ich es zum Kotzen, wenn ich über Facebook oder Instagram erfahre, dass er zum Beispiel im Krankenhaus liegt. Oder er/sie sich von seiner Partner/in getrennt hat. Ich fühle mich dann als Freundin einfach überflüssig, wenn man sich Hilfe und Verständnis lieber von der Facebook-Gemeinschaft holt als von seinen echten Freunden. Das führt nur dazu, dass ich den Respekt vor der Person verliere und mir keine Mühe mehr gebe, sie auch live zu treffen. Ich kann das so klar formulieren, weil ich mein eigenes Suchtpotenzial kenne, mir lieber stundenlang Informationen über das Leben der anderen reinzuziehen, statt mich mit meinem eigenen zu beschäftigen.

Klar, jetzt kann man sich darüber streiten, wo zu viel persönliche Informationen anfangen und wo sie aufhören. Bilder sind ja auch recht intim, erst recht, wenn man Tattoos oder andere sehr auffällige äußere Merkmale hat. Kommt aber eben auch immer darauf an, mit wem man befreundet ist, ob man alle Menschen, die das sehen können, auch persönlich kennt, usw.

Im Prinzip ist es relativ einfach, sich bei Facebook auf die Suche nach Dates zu machen. Wenn du ein paar Freunde hast, haben die auch wieder Freunde, die du nicht kennst. Gefällt dir da jemand, einfach mal eine Freundschaftsanfrage schicken. Das ist schön unverfänglich. Ich persönlich mache das aber nicht, weil ich es selbst nicht mag, wenn mich Leute einfach versuchen zu adden, ohne dass ich sie kenne. Wenigstens frage ich immer noch höflich, ob und woher wir uns kennen, wenn ich die Person nicht erkenne. Früher habe ich da auch jeden abgelehnt, der die Frage mit Nein beantwortet hat. Heute gucke ich mir wenigstens mal die Bilder an und muss gestehen, dass ich Typen, die gut aussehen, dann auch ab und an mal schreibe. Warum auch nicht?

Sex dank Facebook – Finn

So beginnt auch meine Geschichte mit Finn. Er ist der erste Mann, den ich über Facebook kennenlerne, mit dem ich auch ins Bett gehe. Und Finn ist wirklich heiß. Also seine Bilder. Er schreibt mich ganz explizit an, weil er meine auch mag und mich kennenlernen will. Er will mich wegen meiner *Bilder* kennenlernen. So einfach kann das sein. Ich habe weder außergewöhnlich sexy Bilder bei Facebook oder Instagram, noch können Menschen, die nicht mit mir befreundet sind, viel davon sehen. Erst mal finde ich das befremdlich, aber auch gut, weil es mein Ego natürlich irgendwie befriedigt, das gebe ich gerne zu. Das ist ja auch einer der heimlichen Hauptgründe, warum wir Bilder von uns zur Schau stellen. Damit wir von Freunden, Bekannten und Fremden eine nicht abreißende Bestätigung bekommen, wie schön wir sind.

Finn und ich schreiben uns einige Wochen lang. Eigentlich ist es harmlos, wir erzählen uns einfach Geschichten aus unseren Leben. Über vergangene Lieben und Beziehungsvorstellungen. Über Leidenschaft und Mauern und Ängste. Wir sind vorsichtig und sensibel. Wir schreiben viel über Sex und Körper und was wir mögen, auf was wir stehen. Es ist auf eine ganz seltsame Art sehr intensiv. Ich weiß bis heute nicht, ob es daran lag, dass wir beide jemanden gesucht haben, der uns aus der gelebten Realität rausriss, oder ob wir gemeinsam eine Parallelwelt erschufen, die als Fluchtpunkt funktionierte. Denn egal, was man alles in die virtuelle Kommunikation hineininterpretiert, am Ende ist es niemals vollkommen real.

Umso wichtiger wird es irgendwann, dass Finn und ich uns auch außerhalb von Facebook kennenlernen. Also verabrede ich mich mit ihm. Nachts, angetrunken, in irgendeiner Bar. Der Wodka-Shot kurz vorher sorgt dafür, dass ich gar nicht so aufgeregt bin wie befürchtet. Nervös bin ich trotzdem, weil es anders ist als die ganzen kurzen Geschichten und Affären davor. Weil es ja auch noch keine Affäre ist. Also theoretisch schon irgendwie, aber praktisch eben nicht.

Und dann steht er da. In seiner abgefuckten Jeans und seinen kaputten Vans. Fuck. Und schon ist es zu spät. Ich weiß es genau in dem ersten Moment, als ihn sehe. Wie kann ein Mensch nur so gut aussehen? Er ist groß und muskulös und hat unfassbar schöne Augen. Und diesen Blick. Ich hab Frauen immer ausgelacht, wenn sie von ihrem Cola-light-Moment erzählt haben. Die Werbung aus den 90ern kennt ja fast jeder. Wenn nicht, google sie mal, dann weißt du, was ich meine. Das hier ist mein Cola-light-Moment, ich bin kurz davor, Etta James' »I just wanna make love to you« zu summen. Er umarmt mich zur Begrüßung, ich rieche ihn und weiß sofort, dass ich mit ihm schlafen will.

Wir sind vorsichtig, beobachten uns. Es ist auch tatsächlich genau so, wie ich es mir vorgestellt habe. Wir harmonieren auf allen Ebenen. Wir sitzen in der Kneipe, trinken, lachen und reden, als gäbe es keinen Morgen. Ab und an berühren wir uns irgendwie zufällig. Oder absichtlich. Wer wen zuerst küsst, weiß ich nicht mehr. Aber irgendwann küssen wir uns. Es ist warm und dann heiß, zaghaft und dann fordernd. Vor allem ist es schön. Und dabei bleibt es. Wir verabschieden uns in der kalten, grauen Dämmerung. Ich laufe nach Hause, die Straßen riechen nach Kaffee und Gebäck, und ich merke die Kälte kaum, weil die Erinnerungen an die Nacht noch über mir liegen und mich irgendwie unempfindlich machen.

Danach meldet er sich wochenlang nicht bei mir. Ich schreibe ihm, aber er antwortet nicht mehr. Warum, weiß ich nicht. Meine Gedanken drehen sich im Kreis, ich kann keine logische Begründung dafür finden, hatten wir doch so einen wunderbaren Abend. Aber ich bin auch zu stolz, um ihm hinterherzurennen. Warum auch? Sein Desinteresse ist dann ja doch sehr klar zu spüren. Es verletzt mich trotzdem, weil es nicht fair ist, jemanden so hängenzulassen. Ganz ehrlich, was zur Hölle soll das denn? Ist ja nicht so, dass man einen lebenslangen Vertrag unterschreibt, wenn man so eine Nacht miteinander verbringt, wie wir es getan haben. Selbst wenn man das anders sieht, kann man ja wenigstens so viel Mut haben, es dem anderen mitzuteilen. Irgendwann beschließe ich, mich nicht weiter darüber zu ärgern, das klappt gut, ich denke nicht mehr oft daran. Aber natürlich meldet Finn sich genau zu dieser Zeit. Ich bin wirklich sauer. Leider nicht lange. So zehn Minuten. Dann überwiegt die Erleichterung, dass er sich doch noch gemeldet hat. Dass ich also doch nicht ganz so egal bin, wie es sich angefühlt hat. Ich glaube, er weißt jetzt schon sehr genau, wie sehr ich ihn mag.

Irgendwann treffen wir uns dann auch mal wieder. Es ist wieder unglaublich intensiv und eng. Obwohl so viel Zeit dazwischenliegt. Der Abstand zwischen unseren Treffen ist immer so groß. Ich gewöhne mich dran, er arbeitet sehr viel und ist oft unterwegs. Was soll ich da auch zu sagen, ich finde es eigentlich gut so. Wenn wir uns treffen, dann immer außerhalb seiner Wohnung. In Cafés und Bars. Manchmal auch im Park. Oder manchmal auch bei mir. Fast immer abends oder nachts. Dass er bestimmte Orte meidet und mich auch nie zu sich einlädt, fällt mir erst mal nicht auf. Ich bin verknallt und zufrieden, ihn überhaupt zu sehen. Es ist erstaunlich, wie genügsam man wird. Dass irgendetwas ganz und gar nicht stimmt, will ich nicht sehen.

Wir schlafen in dieser Zeit nicht mal miteinander. Was nicht bedeutet, dass wir nicht trotzdem Sex haben. Weil alles zwischen uns irgendwie Sex ist. Da ist diese krasse Spannung. Er nennt es magnetisch. Es ist eine seltsame Mischung aus einer besonderen Nähe und zweier Körper, die ganz natürlich miteinander harmonieren, als hätten sie nie etwas anderes getan, als miteinander zu vögeln. Und ich bekomme selbst beim Schreiben und obwohl so viel Zeit dazwischenliegt, sofort Lust, ihn wieder zu vögeln.

Wir küssen und schmecken und probieren und lieben.

Es ist Frühling, wir sitzen in einem alten Park auf einer Wiese. Eigentlich liegen wir eher, unter und über uns zwei Decken, weil es doch noch ganz schön kalt draußen ist. Wir reden, und währenddessen fingert er mich. Es ist so aufregend und so verdammt heiß. Immer wieder sagt er mir, wie gerne er mit mir vögeln würde. Ich frage ihn, ob wir nicht zu ihm gehen wollen, weil er um die Ecke wohnt. Das will er aber nicht.

Ab dem Tag werde ich misstrauisch. Leider kommt dann auch irgendwann über drei Ecken raus, was nicht stimmt – Finn führt eine Beziehung. Eine vermutlich unglückliche, aber eine Beziehung. Deswegen sind wir nie bei ihm. Das erklärt die langen Abstände zwischen unseren Treffen.

Oh, ich bin so sauer. Eine Freundin zu haben und andere Frauen anzuschreiben ist eine Sache, kann ja sein, dass die beiden eine nicht monogame Abmachung haben. Eine andere Frau anzuschreiben, zu treffen, mit ihr rumzumachen und ihr nicht zu erzählen, dass es eine Freundin gibt, ist die andere Sache. Das ist unfair, weil man der anderen Person nicht die Wahl lässt, damit umzugehen, wie sie es für angemessen hält. Diese feige Unehrlichkeit kotzt mich an.

Das Problem ist aber eigentlich, dass man sich manchmal so weit in die Scheiße manövriert, dass man gar nicht mehr weiß, warum man das eigentlich tut. Oft ist es wahrscheinlich eine Art Fluchtversuch, ohne dass man genau weiß, wovor man flieht. Dumm gelaufen. Schade ist es trotzdem, weil dabei ja immer Bauernopfer fallen. Und damit meine ich nicht, dass man sich zwangsläufig verliebt und dann enttäuscht ist, weil der andere einen Partner hat, sondern dass man enttäuscht ist, weil der andere nicht ehrlich ist.

Aber genau für solche Unehrlichkeiten sind Medien wie Facebook ja wirklich wunderbar. Man kann sehr anonym

Menschen kontaktieren, weil eben nicht, wie in einer Bar, fünf Leute drumherum sitzen und dich daran erinnern, dass du eine Beziehung führst und sich dann spätestens, wenn du die Bar verlässt, das Maul über dich zerreißen. Das braucht auch echt keiner, aber Menschen sind so.

Deswegen ist die virtuelle Welt so verlockend wie einfach. Du musst dich kaum für irgendetwas rechtfertigen und kannst immer wieder einfach verschwinden, wenn du willst. Du kannst auch zu einem eiskalten Arschloch mutieren, ohne dass das andere Ende der Leitung überhaupt einschätzen kann, ob du das wirklich bist oder ob du in eine Rolle schlüpfst.

Das ist der Fluch und gleichzeitig der Segen des Internets. Du kannst dir eine oder mehrere neue Persönlichkeiten und sogar Leben basteln, ohne dass dein Umfeld wirklich etwas davon mitbekommt. Egal, ob du tagelang World of Warcraft spielst, online Poker zockst oder Pornos guckst – du kannst alles machen, und du kannst jeder sein. Eben auch der heiße, unnahbare Typ, der sich neben seiner beschissenen Beziehung noch eine oder mehrere Affären sucht, weil er versucht, irgendetwas zu kompensieren, das einem der feste Partner nicht geben kann.

Bei Finn bin ich mir erst nicht sicher, warum er so handelt. Vielleicht ist er wirklich nur auf der Suche nach einem kleinen Abenteuer. Ein bisschen Abwechslung in den Beziehungsalltag bringen oder so. Das ist mir dann aber auch scheißegal. Ich bin sauer und verletzt und schockiert, vor allem über mich, weil ich nicht vorher schon gecheckt habe, dass da was nicht richtig läuft. Und mir tut seine Freundin leid. Ich will nicht die Person sein, die sich zwischen zwei Menschen drängt. Wenn ich das bewusst entscheiden kann, ist das eine Grenze, die ich nicht überschreite. Aus

Respekt vor anderen Menschen. Auch wenn ich kein Problem mit Polygamie habe, setze ich das ja nicht bei anderen Menschen voraus. Und wenn man sich in einer Beziehung befindet, muss so etwas eben geklärt werden, bevor man eine dritte Person mit ins Boot holt. Ganz einfach.

Vor allem, weil ich absolut kein Interesse an dem Drama habe, das daraus zwangsläufig entsteht. Ich breche den Kontakt ab und schreibe seiner Freundin eine Mail. Sie verlässt ihn sofort. Ich habe relativ lange darüber nachgedacht, ob es angebracht ist, da so zu intervenieren. Und ja, ich finde, dass es da eine menschliche Solidarität geben sollte. Wenn der Typ es nicht auf die Kette kriegt, seine Beziehung ehrlich zu leben und mindestens zwei Menschen in etwas reinzieht, das er sich ausgesucht hat, die anderen zwei Beteiligten aber nicht, dann ist es vollkommen okay, da eine eigene Entscheidung zu treffen.

Der einfache Weg wäre natürlich, einfach den Kontakt abzubrechen und das Ganze zu verdrängen. Aber so sollte man einfach nicht mit Menschen umgehen, und ich traue ihm leider auch nicht zu, dass er danach ehrlich zu ihr sein würde. Also gebe ich ihr alle Informationen, die sie will. Offen und ehrlich. Und er ist dafür stinksauer auf mich. Vielleicht ist das unnötig, vielleicht aber auch einfach ausgleichende Gerechtigkeit. Und natürlich mache ich das auch nicht nur aus reiner Selbstlosigkeit, weil mir seine Freundin so leid tut, sondern auch, weil ich stinksauer bin und weiß, dass ihn das so richtig nerven wird.

Er verschwindet danach genauso schnell aus meinem Leben, wie er gekommen ist. Ich habe mir danach oft ausgemalt, wie es sein würde, ihn wiederzusehen. Aber ich hatte ja keine Ahnung. Bis zu dem Abend, an dem ich ihm zufällig in einer Bar direkt in die Arme laufe. Es ist schrecklich. Mir wird sofort viel zu heiß, und ich habe keine Ahnung, wie ich reagieren soll. Meine Reflexe schwanken zwischen Drink ins Gesicht schütten, ihm eine knallen, wobei die Vorstellung allein schon albern ist, oder ihn auf der Stelle küssen. Ich mache nichts davon, und wir ignorieren uns einfach.

Bis wir uns nach ein paar Monaten wiedertreffen. Beide angetrunken. Und dann ist es doch zu spät. Ich will ihn eben immer noch haben. Die komische Anziehungskraft ist vielleicht noch stärker, weil wir beide irgendwie sauer aufeinander sind. Ich hasse mich dafür, weil ich eigentlich stark sein will. Aber Starksein geht auch nicht immer. Und ich will unbedingt mit ihm vögeln. Er hat ja auch keine Freundin mehr, also was soll's. Wir gehen zu ihm. Und wir vögeln. Die ganze Nacht und den ganzen nächsten Tag, bis unsere Köpfe komplett leer sind.

Finn ist mein sexueller Kryptonit. Meine Schwachstelle. Oder sein Körper ist es. Ich kann es nicht genau auseinanderhalten, was es ist. Vielleicht kennst du das. Dieser eine Mensch, der irgendwelche Knöpfe drückt, die immer funktionieren. Ich weiß nur, dass er mich immer wieder rumkriegen würde. Und er weiß das auch. Die einzige Rettung dabei ist, dass es ihm mit mir nicht anders geht. Der Kontakt hat sich irgendwann trotzdem verlaufen.

So viel zu Facebook-Bekanntschaften. Geht alles. Und das ist ja auch das Schöne am Internet, keine Grenzen für niemanden, wenn man sie sich nicht selbst setzt. Ich glaube, das dachten sich auch die Erfinder von Tinder.

Tinder

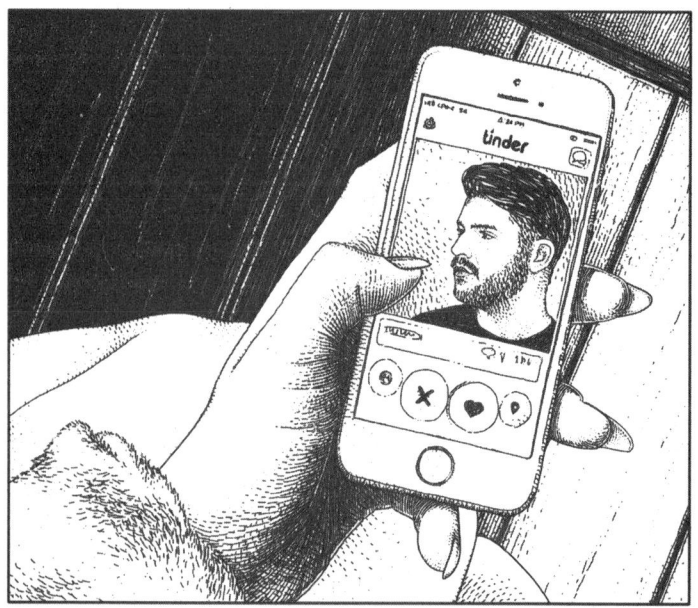

Tinder ist eine App für Smartphones, über die man neue Bekanntschaften schließen kann, meistens mit sexuellem Hintergrund. Es wird offiziell zu den sozialen Netzwerken gezählt. Seit 2012 sorgt es für hitzige Diskussionen in allen Kreisen. Ich habe kaum so viele Meinungen, Abhandlungen, Gespräche und Artikel über eine neue App gehört und gelesen wie über diese. Aber warum polarisiert Tinder eigentlich so sehr? Ist es wirklich so oberflächlich und beschissen, wie die meisten behaupten? Gibt es nur schlechte Seiten oder doch auch ein paar Vorteile, die man nutzen kann? Und ist es wirklich so einfach, über Tinder jemanden zum Vögeln zu finden?

Erstmals wurde die App an der University of Southern California auf den Markt gebracht. An dieser Uni studieren weit über 30 000 Studenten. Innerhalb eines halben Jahres verbreitet sich die App weltweit rasant. Allein in Deutschland nutzen über eine Millionen Menschen die App, ob aus Neugierde oder um Menschen kennenzulernen, sei mal dahingestellt.

Wie Tinder funktioniert

Man kann bzw. muss sich über ein Facebook-Profil bei Tinder anmelden. Die App verwendet deine Profilbilder – welche du aber danach auch ändern und austauschen kannst –, die Informationen über deine Interessen und deine Freunde. Man kann die Suchkategorien individuell einstellen. Wählbar zwischen Geschlecht, Alter und Entfernung generiert die App ein Suchprofil in deinem Umfeld und schlägt dir Menschen vor, die zu deinen Angaben passen.

Sobald dir Tinder eine Person vorschlägt, kannst du auf Basis der angegebenen Informationen, also Bildern, gemeinsamen Facebook-Freunden und gemeinsamen Interessen, die Person als passend (durch Rechtswisch des Bildes oder Klicken eines Herzsymbols) oder (durch Linkswisch des Bildes oder Klicken eines X-Symbols) als unpassend bewerten. Solltest du die Person gut finden und sie hat dich ebenfalls als passend bewertet, gibt es ein Match. Peng. Erst dann ist es möglich, sich gegenseitig eine Nachricht zu schreiben. Hier wird relativ schnell klar, was der andere eigentlich sucht – in nicht wenigen Fällen ist das tatsächlich Sex. Manchmal aber auch einfach nur neue nette Bekanntschaften oder jemanden zum Verlieben, vielleicht sogar den Traumpartner. Dem sind ja bekanntlich keine Grenzen gesetzt, außer man definiert diese vorher schon für sich selbst und teilt sie auch sofort mit.

Vor allem ist Tinder eine hervorragende Beschäftigung zur Bekämpfung deiner Langeweile. Oder wenn man betrunken alleine im Bett liegt. Das haben nämlich fast alle Tinder-Nutzer gemeinsam – Einsamkeit. Behaupte ich, auch wenn die meisten dieser Aussage mit lautem Gebrüll widersprechen würden. Selbst wenn du wirklich nur jemanden zum Vögeln suchst – das ist ja auch eine Art der Einsamkeit, eben eine sexuelle und keine emotionale, obwohl man das vielleicht auch nicht immer voneinander trennen kann.

Da man die potenziellen Matches ja nur aufgrund der hochgeladenen Bilder bewerten kann, haben gutaussehende, junge, hippe Menschen natürlich die Oberhand in dem Spiel. Genau das ist es nämlich eigentlich, ein Spiel, und dazu ein ziemlich elitäres. Und das macht es auch so gefährlich. Mich erinnert es enorm an Onlineshoppen. Es gibt eine Masse an Angeboten, in jedem Alter, mit jeder Haarfarbe und jeder Figur. Passt einem der eine nicht, nimmt man einen anderen. Schreibt der eine nicht, schreibt halt der nächste. Man wird noch viel austauschbarer, die Partnerwahl wird wesentlich beliebiger als im echten Leben.

Das reizt natürlich auch. Vor allem, wenn es neu ist. Ich fand es megaspannend. Weil man natürlich das ein oder andere bekannte Gesicht dort trifft. Das kann unter Umständen natürlich auch richtig unangenehm werden. Wenn einem zum Beispiel der/die Ex-Freund/in angezeigt wird und man noch nicht so richtig damit abgeschlossen hat. Oder dir wird der Partner einer Freundin angezeigt. Richtig scheiße. Was macht man dann? Ignorieren und vergessen oder der Freundin erzählen? Richtig gut kann es sein, wenn dir jemand angezeigt wird, den du schon lange heiß findest, es sich aber einfach noch nie ergeben hat, dass man mal miteinander spricht oder sich verabredet.

Der Hauptgrund, mich bei Tinder anzumelden, war tatsächlich, dass ich wissen wollte, ob man sich über diese App wirklich einfach zum Sex verabreden kann oder ob das nur mal wieder spannende Gerüchte sind. Es wird ja immer viel und laut über Neues im Internet geredet, und oft sind die Gerüchte eben nur etwas heiße Luft. Ich hatte Lust, etwas Neues auszuprobieren. Und ich hatte Lust auf Sex. Viel Sex.

Ein weiterer Grund, die App zu nutzen, wurde mir erst währenddessen so richtig bewusst. Man kann sich schnell und unkompliziert permanente Bestätigung holen. Jedes neue Match, jedes Kompliment, jeder Versuch der Typen, sich mit mir zu verabreden, pushte mein Ego. Geil. Und ich will behaupten, dass das 99 Prozent der Tinder-Nutzer ebenso geht. Das Gemeine daran ist, dass dein Ego dann eben auch groß genug sein muss, um Körbe zu verkraften, egal wie willkürlich sie sind. Das kann, je nach Stimmung, ja auch mal problematisch werden. Eine Garantie für Höflichkeit gibt es bei Tinder halt nicht. Also sei dir sicher, dass du beim Benutzen dieser App bestimmt auch eine Menge Idioten matchen wirst, die Selektion geht also logischerweise auch nach dem ersten Eindruck der Bilder weiter.

Ich machte mir anfangs nicht so viele Gedanken über meine Bilder. Aber im Laufe der Zeit findet man ziemlich schnell raus, welche Bilder gut und welche eher schlecht funktionieren. Und es ist genau so, wie man sich das vorstellt. Offene Haare, lasziver Blick, vielleicht etwas Dekolleté funktionieren wunderbar. Brille geht auch immer. Natürlich ist das durchschaubar, natürlich ist das oberflächlich, natürlich ist das elitär. Wenn dich das stört, melde dich sofort wieder ab. Tiefgang findet man hier nämlich selten bis nie, deswegen sollte man das auch nicht suchen. Mach dir einfach Gedanken darüber, was du bereit bist, in so einer App von dir zu zeigen. Damit meine ich keine Nacktbilder, ich bezweifle auch, dass so offensive Bilder wirklich funktionieren würden. Obwohl, vielleicht auch doch. Dir muss auf jeden Fall bewusst sein, dass bei Tinder immer irgendjemand angemeldet sein wird, der dich kennt und anderen erzählen wird, dass er dein Profil gesehen hat.

Tinder-Tipps

1. Lade keine superbearbeiteten, unrealistischen Bilder hoch, auf denen du viel besser oder anders aussiehst als im Real Life. Wir wissen alle, dass es diese Bilder gibt, die helfen dir aber echt nicht.
2. Lade mindestens ein Bild, auf dem du klar zu erkennen bist, hoch. Es gibt nichts Nervigeres als Bilder, auf denen man kaum etwas erkennen kann.
3. Wenn du einen anderen Namen benutzen möchtest, mache dir ein neues Facebook-Profil. So gibst du auch keine Informationen über gemeinsame Freunde oder Informationen preis. Und es ist auch vollkommen okay, wenn man da keine Lust drauf hat.
4. Wenn du keinen Bock hast, dass es Gerede gibt, weil dich jemand bei Tinder sieht, lass es einfach gleich.

Hallo Match, hallo Sex Date

Es ist ja nicht so, dass ich nicht schon vor Tinder viel Sex gehabt hätte. Aber eben anders. Meistens habe ich Affären, die länger dauern, als ein-, zweimal Sex. Und das sind auch immer Menschen, mit denen ich auch sonst irgendetwas anfangen kann. Nur Sex finde ich nämlich nicht wirklich befriedigend. Dachte ich zumindest.

Los geht's, ab in den App Store, runterladen, installieren, fertig. Facebook lädt meine ersten vier Profilbilder hoch. Ich ändere sie sofort. Zwei Bilder vom Gesicht werden ja wohl reichen. Entdeckungspräferenzen: 26- bis 35-jährige Männer im Umkreis von zehn Kilometern. Und schon kann ich anfangen, mich durch die suchenden Männer Berlins zu wischen. Hätte mir jemand 1998 prophezeit, dass ich mal auf einem mobilen Telefon mit Touchscreen auf Männerjagd gehen würde, hätte ich ihn ziemlich sicher laut ausgelacht. Aber 15 Jahre später liege ich in meinem Bett rum und überlege, wen ich so gut finde, dass er ein Herzchen verdient hat. Die Hauptfrage ist natürlich: Worauf will ich hinaus? Das sollte man sich schon irgendwann mal überlegen. Für mich ist klar, dass ich Lust habe, jemanden, den ich über Tinder kennenlerne, auch wirklich zu treffen,. Am besten mit Sex. Muss aber nicht. Wäre aber geil. Einfach, um es auszuprobieren.

97 Prozent der Typen wische ich weg. Wer da aber auch angezeigt wird, meine Fresse. Bilder von Männern im Urlaub, mit oder ohne Freundin, mit Kind oder auch gerne mit Haustieren. Heiß ist das nicht. Genauso bescheuert sind Gruppenbilder. Woher zum Teufel soll ich denn dann wissen, um wen es geht? Am besten sind die Bilder, auf denen man das Gesicht ganz klar erkennen kann. Das ist nämlich das erste Auswahlkriterium. Bilder mit Hüten, Kappen, Sonnenbrillen oder in mieser Qualität fallen durch. Der Körper ist natürlich sekundär auch wichtig. Je nachdem, auf was man steht oder eben auch nicht, will man das natürlich gerne vorher wissen, keiner datet gerne die Katze im Sack. Und wenn man sich schon bei so einer App feilbietet, dann doch möglichst ehrlich. Das gilt natürlich für jeden. Denn was bringt es dir, wenn du schon bei den Bildern anfängst zu flunkern und versuchst, dich ganz anders darzustellen, als du bist? Spätestens, wenn es wirklich zu einem Treffen kommt, fliegt das doch auf, und das macht keinen Spaß, das ist einfach nur bescheuert. Weil sich Menschen verständlicherweise auf den Schlips getreten fühlen, wenn sie merken, dass ihnen was vorgespielt wurde. Hab ich

auch keinen Bock drauf. Aber auch damit muss man immer rechnen, selbst wenn dein Gegenüber nach bestem Gewissen ehrlich zu dir war.

Das liegt einfach am Prinzip des virtuellen Kennenlernens. Man schreibt einer Person, die man nicht kennt. Man hat ein paar Bilder zum Angucken und eben die Inhalte des Chats. Und daraus bastelt man sich dann eine Vorstellung des Menschen, wie er wohl ist oder sein könnte, und da verschwimmt die Grenze zur Illusion einfach immer. Getrieben von dem, was man sich wünscht, variiert diese Illusion natürlich. Und vermutlich läuft das auf einer Online-Plattform für Partnervermittlung anders ab als bei Tinder. Interessant finde ich, dass Menschen sich sehr enge Grenzen setzen. Ich mir selbst auch. Mein Ziel ist es ja, jemanden zu finden, mit dem ich ganz unkompliziert Sex haben kann. Mehr nicht. Dass man dieses »Mehr nicht« ganz realistisch gesehen ja niemals ganz ausschließen kann, sollte einem trotzdem bewusst sein. Dass man es nicht voraussetzen sollte, aber auch.

Wenn man möchte, kann man bei Tinder auch ein sogenanntes Quote, einen kurzen Text zu seinem Profil, schreiben. Kleiner Tipp, denk gut darüber nach, was du schreibst. Es interessiert niemanden, ob du gerne reist oder surfst oder Hermann Hesse liest. Leider gibt es ein paar Klassiker, die einem bei Tinder immer wieder begegnen und einem die Selektion dann auch noch mal einfacher machen, als sie eh schon ist. Denn seien wir mal ehrlich: Bei Tinder leben wir ganz offen aus, was wir im wahren Leben nur hinter vorgehaltener Hand schaffen – wir sortieren Menschen nach gängigen Schönheitsmerkmalen. Manche denken, dass die Beschreibung irgendetwas daran ändern könnte, aber ich bin fest davon überzeugt, dass es egal ist, ob da etwas steht oder nicht, denn die Bilder müssen überzeugen. Trotzdem werden einem immer wieder komplette Steckbriefe aufs Auge gedrückt, so wie dieser hier:

1,89 cm. Berliner. Kochen. Essen. Chillen. Familie. Freunde. Blaue Augen. Mittelbraune Haare. Hunde. Sommer. Schwimmen. Herzlich. Meld dich, wenn du dich traust.

Also, ist ja schön und gut, aber was soll ich denn mit diesen Informationen anfangen? Es geht ja nicht direkt um eine Kontaktanzeige, in der ich lesen will, welche Hobbys du hast und wie wichtig dir deine Familie ist.

Dann gibt es die Männer, die schon auf ihrem Profil sehr explizit und direkt darauf hinweisen, dass sie nur *Spaß* suchen und nichts Festes. Ich habe eine Menge dieser Typen gefragt, warum sie das sofort festlegen, woraufhin sehr geschlossen als Antwort kam, dass viele Frauen bei Tinder auf der Suche nach einer festen Beziehung seien und man das gleich von vornherein klarstellen müsse, weil man sonst nur Drama am Hacken kleben habe.

Auf die Frage, was sie denn unter *Spaß* verstehen würden, gibt es fast nie eine konkrete Antwort. Sie reden meistens weiter um den heißen Brei herum. So richtig harte Macker, wie sie nach außen gerne wären, sind sie nämlich doch nicht, haben sie doch schon Hemmungen, zu kommunizieren, dass sie auf der Suche nach einem unverbindlichen Sex Date sind. Vielleicht trauen sich viele auch nicht, »Ich will nur Sex« unter ihre Bilder zu schreiben, weil das ja vielleicht doch die beste Freundin der kleinen Schwester oder die Arbeitskollegen sehen und weitertratschen könnten. So offen stehen die meisten dann nämlich doch nicht dazu, dass sie gerne etwas experimentieren wollen.

Wenn man als Frau offen und ehrlich anspricht, was man sucht, fallen auch so schon wieder 50 bis 60 Prozent der Männer raus, weil sie damit nicht klarkommen. »Oh, du bist aber direkt, das kenne ich ja gar nicht!« Warum? Weil sich die meisten Frauen gerne bitten lassen, statt zu sagen, was sie möchten? Ich habe keine Lust, darauf zu warten, dass ein Typ vorbeikommt und mir so lange Honig ums Maul schmiert, bis ich mich ihm hingebe. Wenn ich weiß, was ich will, formuliere ich das einfach. Was soll das denn auch, ich melde mich ja nicht mit der Erwartung bei Tinder an, den Partner fürs Leben dort zu finden.

Tinder ist keine Singlebörse, Tinder ist eine App für den schnellen Fick. Klingt vielleicht hart, aber wenn man mal ehrlich ist, kann und will das auch keiner bestreiten. Mir wurde einmal von einem Typen erklärt, dass er und die meisten anderen Männer es unsexy finden, wenn Frauen zu offensiv sind, weil sie dann nicht erobert werden müssen und man als Mann schnell das Gefühl habe, sie seien nur am Rumvögeln. Aha. Ich vergesse tatsächlich manchmal, dass es immer noch Menschen gibt, die einen Unterschied zwischen Männern und Frauen machen, die sich sexuell ausleben. Guten Morgen.

Es gibt ja genau eine Grunderwartung, mit der sich eigentlich alle bei Tinder anmelden: neue Menschen außerhalb des eigenen Umfeldes kennenzulernen, zu treffen und mit diesen gegebenenfalls auch zu vögeln. Und das Spannende daran ist nicht nur die Aussicht auf Sex, sondern das Kennenlernen an sich. Klar, es gibt viele, die ausschließlich ficken wollen. Aber um jemanden zu ficken, muss man sich auch irgendwie ein wenig kennenlernen. Egal, ob man sich eine Weile schreibt und so die wichtigsten Infos über den anderen erfährt oder ob man sich erst mal auf einen Drink trifft. Ich stelle es mir schon superaufregend vor, jemanden zu treffen, den man noch nie vorher gesehen hat, um dann zu sehen, was passiert. Oder eben nicht passiert. Kann ja auch der totale Reinfall werden.

Je länger ich bei Tinder angemeldet bin, also jetzt so ca. 50 Minuten, desto häufiger gibt es ein Match. Ich bin nicht ganz so wählerisch, weil ich es viel zu spannend finde. Und ich freue mich über jedes Match. Nicht, weil ich jeden von den Typen kennenlernen will, auf gar keinen Fall. Es ist einfach eine super Bestätigung. Ego-Booster. Einfach und schnell. Ein bisschen wie eine kleine Adrenalinspritze.

Ich wische mich also durch Tinder. Was ein Quatsch. Tom, Moritz, Rolf, Peet, Javier, Maurice. Alle nichts. Zu dick, zu dünn, zu viele Haare, zu wenig Haare. Was ich genau suche, weiß ich noch nicht. Aber ich weiß, dass ich diese App spannend finde. So richtig spannend. Seit Monaten tigere ich durch Berlin und die dunklen, dreckigen Clubs. Gelangweilt von der Szene und den Menschen, keine Ambitionen, jemanden besoffen auf der Tanzfläche oder an der Bar kennenzulernen. Alle sind too cool for school. Oder zu unsicher. Oder beides. Oder einfach langweilig.

Keine Ahnung, vielleicht bin ich auch einfach überreizt, weil Berlin eben Berlin ist und hier trotzdem jeder jeden kennt. Weil man immer in dieselben Bars und Clubs zieht. Und weil ich hier eben auch arbeite. Was nur dazu beiträgt, dass ich keine Lust habe, jemanden in dem Club aufzureißen, in dem ich meine Kröten verdiene. Das kann ich mir dann nämlich noch wochenlang von meinen Kollegen anhören. Aber wo lernt man sonst Menschen kennen? Also gezielt, nicht zufällig. Ich habe damit Schwierigkeiten, und damit bin ich hier nicht alleine. Liegt vielleicht auch an der Masse der jungen Menschen, die in dieser Stadt aufeinandertreffen. Alle sind auf der Suche. Nach Selbstverwirklichung, nach Großstadtluft und Anonymität, nach Jobs, nach Liebe, nach Grenzerfahrungen. Deswegen zieht man aus seiner miefigen Kleinstadt oder dem Dorf nach Berlin. Weil man hier das Gefühl hat, machen zu können, was man will. Kann man auch. Und die meisten sind dabei einsam. Weil man die Lücken zwischen dem schlecht bezahlten Studentenjob, der Uni und den Partys nicht füllen kann. Weil sich die meisten Menschen selbst nicht ertragen. Und deswegen eben auch versuchen, ihr Leben durch Lifestyle zu definieren. Oder die Unsicherheiten mit Drogen wegknallen. Oder sich in undurchdachte und dann meistens unglückliche Beziehungen stürzen. Ich kenne das viel zu gut.

Was macht man auch, wenn sich der Lebensentwurf, den man hatte, langsam in Luft auflöst, weil man merkt, dass er theoretisch zwar wunderbar funktioniert, aber praktisch nicht umzusetzen ist? Wenn man merkt, dass man den falschen Studiengang gewählt hat oder seinen Job scheiße findet? Richtig, man fängt an, sich zu betäuben. Das ist nämlich immer noch einfacher, als sein Leben zu ändern. Und es ist so günstig in Berlin. Und wenn man darauf nicht hängenbleibt und irgendwann die Schnauze voll hat, weil die Depressionen doch immer schlimmer werden, dann ist der nächste Ausweg die Spießigkeit. Es ist ja so einfach, der Wunsch nach einem sicheren Zufluchtsort, einem Zuhause, nach Geborgenheit und Liebe steigt ins Unermessliche, wenn man sich Nacht für Nacht das Hirn wegpustet und am nächsten Tag noch einsamer ist als vorher. Man versucht das mit irgendwelchen Eroberungen, die man viel zu besoffen mit ins Bett nimmt, zu kompensieren. Wenn man noch jemanden abkriegt. Und morgens weißt du dann nicht mal mehr den Namen deiner Eroberung, und eigentlich ist es auch unangenehm, neben einer fremden Person aufzuwachen. Verkatert mit Mundgeruch und Pickeln. Also steht man heimlich auf und verpisst sich. Um abends genau das gleiche Theater wieder zu spielen. Bis man die Schnauze so voll hat und die Sehnsucht so groß ist, dass man sich einfach in die nächstbeste Person verliebt. Dann zieht man nach zwei Monaten zusammen und redet von Kindern.

Ich kenne das, wirklich, ich habe das auch schon gemacht. Und ich habe es gehasst. Mal davon abgesehen, dass man einfach kaum noch unter Kontrolle hat, was man da eigentlich anstellt, und vor allem, mit wem, ist der Sex in den meisten Fällen auch einfach richtig scheiße. Es gibt fast keine Vorteile daran, sturzbetrunken mit wildfremden Menschen zu vögeln. Aber eine klassische feste Beziehung ist eben auch keine Option für mich. Ich hätte gerne ein, zwei oder drei Affären. Oder auch eine Beziehung mit einem Partner, der Monogamie nicht als Grundbedingung für eine vertrauensvolle Partnerschaft voraussetzt. Aber diesem Menschen bin ich noch nicht begegnet. Sex will ich aber so oder so. Und mich reizt die Anonymität bei Tinder enorm. Denn wenn man sich nicht näher kennt, dann ist das eine fabelhafte Grundlage, sich von diesem ganzen Drumherum zu befreien und wirklich Sex als Mittelpunkt der Beziehung miteinander zu sehen. Und man kontrolliert, wen man trifft, es ist nicht so beliebig und verschwommen wie betrunken im Club.

Das erste Tinder-Date – Flo

Ich wische weiter. Ich will niemanden liken, der mir nur so in etwa gefällt. Ich will, dass mich die Bilder gleich überzeugen. Mit den meisten kann ich nichts anfangen. Solariumgebräunte Gesichter in schrecklichen Klamotten grinsen mich an. Kein Problem, stehen bestimmt andere Frauen drauf. Aber ich nicht.

Dann wird mir Flo angezeigt. Heiß. Superheiß. Der Erste, der mir wirklich gefällt. Hoffentlich ein Match. Ich drücke das große grüne Herz. Aber nichts passiert. Scheiße. Irgendwie schon enttäuschend, finde ich. Aber gut, ich bin seit heute bei Tinder angemeldet, vielleicht sollte ich ein wenig mehr Geduld haben. Vielleicht weiß er ja noch nichts von seinem Glück. Also wische ich mich erst mal weiter durch das riesige Angebot an Männern. Ich werde immer schneller, manchmal wische ich auch Typen weg, die potenziell in Frage kommen würden, einfach weil mein Daumen schon so in dem Wischrhythmus drin ist. Upsi. Ist aber auch egal, weil ja genug andere schöne Männer auf mich warten. Es ist eben doch ein wenig wie Onlineshoppen. Ist der eine Schuh ausverkauft oder gefällt mir nicht, gucke ich eben nach einem anderen unter den paar hundert angebotenen und vergesse so auch sehr schnell den, den ich eigentlich wollte. Einmal den Warenkorb vollmachen und am Ende doch nichts kaufen oder so. Man kann sich darüber streiten, ob dieses Konsumverhalten auf Menschen bezogen verwerflich ist oder nicht. Ich glaube, dass es vollkommen okay ist, wenn man ehrlich kommuniziert, was man will und was nicht.

Was mir schnell auffällt, ist, dass man relativ zeitnah anfängt abzustumpfen. Sowohl beim Auswählen als auch beim Schreiben. Mich überfordert es, mit mehr als zwei oder drei Männern gleichzeitig hin- und herzuschreiben, ich frage mich, wie manche Freunde und Freundinnen von mir hier den Überblick behalten. Egal, wer wie anfängt zu schreiben, es entwickelt sich sehr bald eine Art Routine. Es ist ein immer recht ähnlich ablaufendes Frage-Antwort-Spiel. Man klopft die Grundbedingungen ab. Die Optik stimmt ja schon mal, zumindest fürs Erste. Mir ist wichtig, dass der Mann schreiben kann und am besten auch noch Humor hat. Rechtschreibfehler, die weit über die klassischen Flüchtigkeitsfehler hinausgehen, sind unsexy wie Sau. Es gibt auch echt keinen Grund, seine Ansprüche nach unten zu schrauben, erst recht nicht bei Tinder. Übertriebene Komplimente mag ich nicht, weil es unehrlich wirkt. Tinder ist ja genau deswegen so genial, eigentlich musst du keine umgarnende Vorarbeit mehr leisten, man kann den ganzen Scheiß beiseitelassen und direkt zur Sache kommen. Und man klärt echt am besten gleich am Anfang, was man sucht oder eben nicht, dann weiß man nämlich schon, ob man sich weiter schreiben möchte oder weiterwischt.

Ich wache vom Vibrationsalarm meines Handys auf und frage mich im Halbschlaf, welcher Vollidiot mir um die Uhrzeit schreibt. Tatsächlich ist es zwar schon halb neun, das spärliche Dämmerlicht erzählt aber ganz andere Geschichten. Beim Blick auf das Display fällt mir auf, dass mich keine Nachricht, sondern ein Tinder Match geweckt hat. Flo! Schon fast wieder vergessen! Und er hat auch direkt geschrieben! Aufregend. Er ist der Erste, den ich wirklich treffen will. Das schreibe ich ihm auch direkt. Er glaubt mir nicht, dass ich noch niemanden vor ihm getroffen habe. Ich schwöre auf Robbe Williams, mein Lieblingskuscheltier als Kind! Wir tauschen nach sehr kurzem Smalltalk Handynummern aus, weil es die Kommunikation enorm vereinfacht. Er ist Fotograf, und er ist der Einzige, der bei mir jemals mit einem Haustier auf dem Bild durchgegangen ist. Aber nur, weil er das Meerschwein auf dem Bild eher ignoriert und ich es für Deko halte. Als er mir sagt, dass es wirklich sein Haustier ist, finde ich es etwas strange. Aber eher, weil ich Haustiere nicht so gerne mag. Nicht falsch verstehen, aber ich sehe einfach keinen Sinn darin, Tiere zur eigenen Belustigung in der Wohnung zu halten.

Whatever, Flo ist heiß und sympathisch. Mittlerweile bin ich davon überzeugt, dass man beim Schreiben wirklich schon sehr schnell herausfinden kann, ob der Mensch im echten Leben auch funktionieren kann oder eben nicht. Wenn man nicht ganz auf den Kopf gefallen ist und ein wenig Menschenkenntnis hat, weiß man, wer Schwachsinn schreibt. Bei Flo bin ich mir sicher, dass er ehrlich ist. Das mag vielleicht naiv klingen, meine Intuition hat mich dahingehend aber noch nie enttäuscht. Na gut, außer ich war vielleicht mal betrunken.

Also verabrede ich mich mit Flo. Bei ihm. Etwas flau wird mir langsam bei dem Gedanken schon. Ich fahre gleich zu einem wildfremden Mann in die Wohnung, um ihn kennenzulernen. Da es mein erstes Tinder-Date ist, sage ich ihm vorab, dass ich keinen Sex will. Ich habe ja keine Ahnung, wie der so drauf ist, also lieber nichts anbrennen lassen. Könnte ja auch ein totaler Psychopath sein, der gar nicht in einer Vierer-WG wohnt, sondern alleine, mit 200 Meerschweinchen. Der eigentlich keine 30 ist, sondern 60, und junge Frauen mit falschen Bildern in seine Wohnung lockt, um sie in der Badewanne zu schlachten, zu Giftködern zu verarbeiten, diese in Berlin zu verteilen und damit arme Hunde umzubringen. Ich schiebe die Gedanken beiseite. Das Risiko trägt man bei einem anonymen Date aber auf jeden Fall. Ich sage meinen Freunden Bescheid und hinterlege Flos Adresse und Telefonnummer. Sie wissen, wann wir verabredet sind, und ich habe versprochen, dass ich mich nach spätestens einer Stunde melden werde. Das beruhigt sie. Und mich auch.

Natürlich bin ich vorher aufgeregt und nicht halb so cool

und entspannt, wie ich gerne wäre. Also trinke ich schon mal ein Glas Wein, während ich mich fertig mache. Was zieht man zu so einem Date an? Ich entscheide mich für schwarze Jeans und schwarzes Top. All black everything geht immer. Schwarze legere Unterwäsche. Nicht zu sexy, nicht zu gewollt.

Kurz vor seiner Haustür drehe ich um und laufe wieder zurück Richtung U-Bahn. Ich kann das nicht. Was mache ich hier eigentlich? Was ist denn, wenn wir uns doch nicht mögen oder er Mundgeruch hat? Oder wenn er mich nicht mag? Ich schreibe ihm, dass ich zu nervös bin. Er versucht, mich zu beruhigen. Schafft er auch irgendwie. Okay, ich laufe wieder zurück und klingle, bevor ich noch mal darüber nachdenken kann. Flo macht die Tür auf und begrüßt mich wirklich sehr herzlich. Und höflich. Das mag ich, und es nimmt mir ein bisschen von meiner Unsicherheit.

Sein Zimmer ist klein, aber gemütlich. Das Erste, das mir auffällt, ist sein Meerschweinchen. Es schnuppert an meinen Schuhen und hüpft wie verrückt um mich herum. Beißen die Viecher eigentlich auch manchmal? Flo schnappt sich das kleine Tier, entschuldigt sich kurz und steckt es zurück in den Käfig zwischen Schreibtisch und Fenster. Besser so. Wir setzen uns auf sein Sofa, er bietet mir Wein an. O ja, bitte, mehr Alkohol. Aber nicht zu viel, ermahne ich mich selber. Wir trinken Wein und reden viel. Es ist entspannt, aber trotzdem ist klar, dass einer von uns irgendwann einen Schritt machen muss. Und es gibt nur zwei Richtungen, das war vorher schon klar. Entweder wir trinken aus und ich verabschiede mich höflich, oder wir küssen uns irgendwann und checken, was noch so geht.

Aber wie macht man das? Ich will nicht heimgehen. Glaubt man den ganzen Theorien, habe ich das schon in den ersten paar Sekunden entschieden. Also dass ich Flo attraktiv genug finde, um mit ihm vögeln zu wollen. Die Entscheidung kam aber eher später. Als ich ihn beobachtet habe, während er mir irgendwas erzählte. Seine Stimme ist schön. Dunkel und irgendwie kratzig. Ach so, ich wollte ja keinen Sex.

Wir reden, und er guckt mich an. Ich würde ihn gerne küssen, aber ich traue mich nicht. Er sich auch nicht. Oder er will nicht. Keine Ahnung. Die Spannung ist zum Verrücktwerden.

Irgendwann ist der Wein leer, und er fragt mich, ob ich bei ihm übernachten möchte. Das ist irgendwie süß. Vielleicht muss ja auch gar nichts zwischen uns laufen. Aber ich will so gerne. Er gibt mir ein übergroßes weißes Shirt, und wir ziehen uns halb verlegen voreinander aus. Irgendwie ist das auch aufregend. Und auch irgendwie total bescheuert. Habe ich mich jetzt echt via Tinder mit einem Typen verabredet, um bei ihm zu übernachten, ohne dass wir uns überhaupt angefasst haben? Ich schlafe eh nicht gerne in fremden Betten, das macht das alles noch absurder.

Jetzt reiß dich mal zusammen, Nina, du bist ja keine 14 mehr, geh einfach zu ihm und küsse ihn. Aber ich schaffe es einfach nicht. Ich kann mich nicht lockermachen, und eine Abfuhr wäre mir echt unangenehm. Oder ich gehe jetzt einfach, was soll der Quatsch denn auch? Ist aber auch unhöflich. Vielleicht sollte ich mich kurz hinlegen und warten, bis er schläft, und mich dann einfach aus der Wohnung schleichen? Nee, voll gemein. Das ist auch nicht meine Art. Wenn, dann jetzt, gerade und ehrlich. Mein Ziel war es, ein Tinder Date auszumachen, dass da direkt was läuft, habe ich ja quasi selbst ausgeschlossen, und jetzt stehe ich hier wie der letzte Volltrottel und weiß nicht, was ich machen soll.

Vielleicht ist es also doch sinnvoller, Sex nicht auszuschließen, wenn man schon Dates über Tinder sucht. Eigentlich auch irgendwie naiv, davon auszugehen. Ich meine, was habe ich denn erwartet? Was suche ich denn? Darüber mache ich mir jetzt erst Gedanken, vorher war es eher die Neugier und die alltägliche Langeweile, die mich zu dem Date gebracht haben. Jetzt wird mir aber auf einmal bewusst, was ich damit für Möglichkeiten habe. Da wird mir schon fast schwindelig, geil, geil, geil. Ich könnte mir jeden verflixten Tag einen anderen Typen zum Ficken bestellen. Es würde niemand mitkriegen außer meiner Mitbewohnerin. Ob ich das will, weiß ich auch nicht so genau, aber die Vorstellung macht mich an. Das klingt oberflächlich und kalt, ist es auch ein bisschen. Aber das ist diese App auch.

Okay, Flo kommt gleich zurück ins Zimmer, also raus damit, ich sage ihm das jetzt einfach, und dann kann er ja entscheiden, was wir machen. Auch irgendwie unfair. Nur weil ich mich nicht traue, ihn zu küssen. Aber am Ende ist es doch sogar besser, jemanden darauf anzusprechen, bevor man versucht, auf der körperlichen Ebene herauszufinden, ob der andere auch Lust auf einen hat oder nicht. So kommt er nicht in die Verlegenheit, mich abweisen zu müssen, und ich nicht in die beknackte Situation, einen körperlichen Korb zu kriegen. Dann halt lieber einen verbalen.

Flo kommt gerade aus dem Badezimmer wieder, ich setze schon an zu sprechen, da knipst er einfach das Licht aus, kommt zu mir und küsst mich. Die letzten zehn Minuten Gedankenchaos lösen sich in Luft auf. Trotzdem schade, dass das Licht aus ist. Aber er wird schon seine Gründe haben. Wir liegen auf dem Bett, und alles geht irgendwie schnell. So ist das also, wenn man sich gar nicht kennt. Ist ja auch viel einfacher, wenn das Licht aus ist, muss man sich auch nicht mehr in die Augen gucken.

Wir knutschen rum, es ist ganz heiß, irgendwie fühle ich mich trotzdem wie eine 14-Jährige bei ihrer ersten Verabredung zu Hause mit ihrem zwei Jahre älteren Freund, dessen Eltern im Theater sind. So ähnlich aufgeregt fasst mir Flo auch unter mein Shirt, erst zaghaft, dann immer fahriger knetet er meine Brüste. So richtig bewegen kann ich mich nicht, meine Hände hält er fest. Okay, dann mach ich halt nichts, soll er mich mal verwöhnen. Und wie man das halt so gelernt hat, wandert seine Hand, nachdem meine Brüste ausreichend bearbeitet wurden, unter meinen Slip, erst mal kurz den Kitzler suchen, ein bisschen reiben und zack, Finger rein. Und obwohl das alles etwas eckig und kantig ist, mag ich's, weil es halt nicht perfekt ist und alles andere mich bei so einem anonymen Tinder-Sex-Date auch irgendwie skeptisch gemacht hätte.

Jetzt würde ich doch gerne mit ihm schlafen und frage ihn nach einem Kondom. Er hält verdutzt inne. »Warum Kondom?! Du hast doch gesagt, dass du keinen Sex willst!« Haha, wie recht er hat. Trotzdem finde ich es komisch, dass jemand, der sich Tinder-Dates nach Hause bestellt, nicht mal Gummis dahat. Whatever, bleiben wir halt doch 14 und haben Heavy Petting. Auch geil. Ich stöhne, er hält mir den Mund zu. »Halt's Maul!« So höflich. Es ist meine erste Tinder-Erfahrung, von einem Orgasmus bin ich meilenweit entfernt. Ich zapple ein bisschen und spanne kurz mal alle Muskeln an, stöhne etwas lauter, und das war er, der gefälschte Orgasmus. Das macht es einfacher. Wir schlafen ein, ich muss früh raus. Der Wecker klingelt gefühlte fünf Minuten später, im Dunkeln suche ich meine Sachen zusammen, flüstere ein schnelles Tschüss und schlüpfe schnell in den kalten Berliner

Morgen. Die Straßen riechen nach Winter, Kaffee und Stadt. Ich atme tief ein und muss grinsen. Tinder und ich könnten gute Freunde werden.

Sexting/Dirty Chat

Ob ich via Tinder auch etwas finde, das über die normalen Sex-Date-Grenzen hinausgeht? Ich bezweifle es. Das ist aber auch okay so.

Die Fragen am Anfang sind immer gleich. Wie groß bist du, was suchst du, Bock auf Sex? Ich bestätige, dass ich wirklich nur auf der Suche nach Sex Dates bin, und frage im gleichen Satz, worauf er denn so stehe. Selten kommen klare oder ehrliche Antworten, obwohl man das ja eh nicht wirklich beurteilen kann.

Er: »Na ja, auf Sex halt. Titten find ich gut! Und du so?«
Ich: »Ist ja verrückt, du stehst auf Titten? Ich meinte eigentlich eher beim Sex. Stehst auf was Spezielles?«
Er: »Ach so, ich find Analsex geil. Darf ich dich in den Arsch ficken?«
Ich: »Och nö, viel Erfolg noch!«

Was Sexting angeht, war und ist Tinder mein bester Lehrer. Ich habe mich niemals davor so viel und so ausgiebig mit Menschen über Sex ausgetauscht. Und ich habe sehr schnell gelernt, dass man mit dem, was man schreibt, alles beeinflussen kann. Und man kann sich eben sehr unterschiedlich darstellen. Ich habe, ohne dass es mir sofort aufgefallen ist, so ca. drei Tinder-Rollen entwickelt, die ich, je nachdem, wie mein jeweiliges Gegenüber so drauf ist, spiele. Das ist ziemlich abgeklärt, aber auch darum geht es bei Tinder. Denn genau das wollen wir doch auch, oder? Eine Person treffen, die genau das bedient, was wir uns so vorstellen. Die unsere Triggerpunkte erwischt und damit erreicht, dass wir sie treffen wollen. Und wenn man da ein wenig rumprobiert, kristallisiert sich sehr schnell heraus, was einen Typ Frau die meisten Männer bei Tinder suchen. Und es ist geradezu lächerlich, wie einfach und bereitwillig sich die meisten Männer darauf einlassen, wenn man in eine bestimmte Richtung geht. Ich mich ja genauso. Aber mich interessiert in erster Linie die Erfahrung, der Sex, das Date. Das Adrenalin. Und es macht mir bis zu einem gewissen Punkt definitiv Spaß, herauszufinden, wie einfach man sich den Fantasien anderer anpassen kann, ohne dass man sich selbst dabei einschränken muss.

Die Unerfahrene

Es ist so einfach, dass ich immer wieder lachen muss. Es gibt so viele Männer, die bei Tinder angemeldet sind und rumvögeln wollen, aber trotzdem mit der Vorstellung nicht klarkommen, dass die Frauen, die bei Tinder sind, haargenau das Gleiche wollen. Das sind genau die Kandidaten, die dich schon nach kürzester Zeit nach deiner Sexquote bei Tinder ausfragen. Und ob du generell eher schnell für Sex zu haben bist. Sollte ja scheißegal sein. Ist es aber eben oft nicht. Warum dann Ehrlichkeit erwartet wird, weiß ich auch nicht so genau. Denn impliziert diese Art des Kennenlernens nicht sowieso schon, dass man sich sehr variabel präsentiert?

Jedenfalls gibt es immer noch genug Typen, die trotz Fick-App lieber die unerfahrene Lolita kennenlernen wollen statt der erfahrenen Frau, die viel Sex hat. Ich antworte dann generell, dass ich keine Ahnung von Tinder habe und auch noch nie ein Online-Date hatte. Und schon fühlen sich die meisten berufen, mir die Tinder-Welt zu erklären. So hilfsbereit. Am besten, man schreibt dazu, dass man nicht genau weiß, ob man sich überhaupt mit jemandem treffen will und es vor allem Neugier ist, die einem zu der App verholfen hat.

Jetzt werden einige sehr empört sein, aber ganz ehrlich, daran ist nichts dramatisch Schlimmes. Wir spielen jeden Tag unsere unterschiedlichsten Rollen, weil man sich eben ganz opportunistisch immer so darstellt oder anpasst, dass man die meisten Vorteile daraus hat, egal ob bewusst oder unbewusst. Ich bin beim Arbeiten ja auch eine andere Nina als bei meinen Freunden oder bei meinen Eltern. Wie das zu bewerten ist, kann ja jeder für sich entscheiden, aber gerade in diesem Tinder-Spiel ergibt das nur Sinn, das sollte man generell einfach nicht so ernst nehmen. Schwieriger wird es, wenn man sich dann trifft, weil man dann nicht mehr so viel vorspielen kann.

Die Versaute

Natürlich gibt es auch Männer, bei denen man kein Blatt vor den Mund nehmen muss. Das sind meine persönlichen Favoriten, weil die Chatverläufe meistens spannend sind und man das ganze Blabla drumherum einfach weglassen kann. Es geht eigentlich immer sofort um Sex. Warum auch um den heißen Brei herumreden? Man kann sich wunderbar schreiben, worauf man steht, worauf nicht oder was man unbedingt mal ausprobieren will. So ging es mir mit dem Thema BDSM. Später mehr dazu.

Hier fängt das gegenseitige Heißmachen ja schon an. Weil man sich mit den Bildern, die man von der Person sieht, eine Fantasie zusammenbastelt. Was dazu führt, dass die Idee, sich einfach zum Vögeln zu treffen, immer realer wird.

Die Kumpelin

Viele Menschen sind bei Tinder wirklich nur aus Einsamkeit oder aus Neugier angemeldet, was ja nicht verwerflich ist. Das merkt man in der Regel auch schnell, ist für mich aber kein Grund, jemandem nicht weiter zu schreiben. Weil es immer wieder interessant ist, die Geschichten hinter den Bildern zu hören. Eigentlich wollen genau diese Menschen nur mal alles loswerden. Egal, was. Vielleicht hilft es ihnen ja. Es ist auch eine Art Konsum, nur eben nicht von Sex, sondern einer Unterhaltung. Freunde suche ich nämlich nicht zwangsläufig. Aber es lenkt einen auch vom Alltag ab.

Manchmal ist man sich auch sympathisch, aber jegliche sexuelle Anziehung fehlt. So ging es mir mit einem jetzt guten Freund von mir. Wenn man sich selbst nicht zu enorm einschränkt, dann geht das auch. Wirklich.

Eine große Rolle beim Sexting spielen Bilder. Ist auch irgendwie klar, man lernt sich ja auch aufgrund einer Bildauswahl kennen. Wenn man sich dann schon schreibt, will man oft noch mehr sehen. Vor allem, wenn es um Sex geht. Wenn man sich nicht ganz sicher ist, ob der andere auch wirklich die Person auf dem Bild ist, kann man schon mal ein Bild anfordern, auf dem die betreffende Person einen Zettel mit einem von dir ausgewählten Wort oder deinem Namen hochhält. Zumindest kannst du dir dann sicher sein, dass du nicht verarscht wirst. Alles schon vorgekommen.

Wenn du an den Punkt kommst, jemandem Bilder zu schicken, auf denen dein Gesicht zu sehen ist, dann achte darauf, dass es immer harmlose, unverfängliche Bilder sind, die dir niemals schaden könnten. Das mag erst mal paranoid wirken, aber du kennst die Person einfach nicht und hast keine Ahnung, was vielleicht mit deinen Bildern passiert, wenn ihr irgendwann keinen Kontakt mehr haben werdet.

Deswegen mach dir auch ein paar Gedanken, bevor du Nacktbilder schickst. Vermeide es in jedem Fall, dein Gesicht auf sexy Bildern zu zeigen. Egal, ob du noch Unterwäsche trägst oder komplett nackt bist. So machst du dich weniger angreifbar. Gut ist auch, wenn du dafür Messenger wie zum Beispiel Telegram benutzt, die eh schon für mehr Datenschutz sorgen. Hier kann man eine Selbstzerstörungsfunktion einstellen, die Text und Bilder nach einer ausgewählten Zeit unwiderruflich löscht. Haben sich schon einige drüber geärgert, ich finde es ganz gut. Natürlich muss dir trotzdem bewusst sein, dass deine Nacktbilder gespeichert werden können und irgendwie irgendwann irgendwo im Internet landen können. Deswegen solltest du auch nicht nur darauf achten, dass dein Gesicht nicht drauf ist, sondern auch auf alle anderen sehr individuellen Körpermerkmale. Zum Beispiel Leberflecken oder Tattoos. Wenn du keine Lust auf ein Restrisiko hat, dann verschicke am besten gar keine Bilder. Wenn der Chatpartner damit nicht leben kann, scheiß drauf.

Natürlich ist es dabei aber auch so, dass Männer viel lieber Bilder von Frauen haben wollen, als umgekehrt. Was mal wieder beweist, dass das Aussehen des weibliche Körpers anscheinend wichtiger ist als das des männlichen. Ich bin dazu übergegangen, nur noch Bilder zu tauschen. Brustbild gegen Brustbild, Arschbild gegen Arschbild, Muschi- gegen Schwanzbild. Ist doch nur fair, ich lege genauso viel Wert darauf, dass mir der andere gefällt.

Am Anfang hat mir das ganze Schreiben über Sex mit Fremden echt viel Spaß gemacht. Weil man eben die verschiedenen Rollen ausprobieren kann, weil es neu und aufregend war, weil es ein bisschen tabubrechend war. Aber es ist wie mit allen Dingen, die man zu inflationär gebraucht. Man stumpft ab, es wird langweilig, weil sich alles wiederholt. Es gibt keinen neuen Reiz mehr.

Das zweite Tinder-Date – Chris

Es ist Ende Juli, Hochsommer. Mein Kleid klebt schon in der Bahn an meinem Rücken. Ich merke nicht mal, dass sogar meine Hände vor Aufregung anfangen zu schwitzen.

Zur Begrüßung direkt küssen. Das ist der Deal. Einfach so. Kein Hallo, keine verkrampfte Umarmung. Warum auch nicht? Ein Kuss ist genauso Körperkontakt wie Händeschütteln und lässt vielleicht genauso schnell, oder sogar schneller, einen ersten Eindruck entstehen, der alles entscheidet. Und wenn man ein Date vereinbart, bei dem es am Ende eh nur ums Vögeln geht, kann man auch gleich rummachen und den ganzen Schnickschnack drumherum weglassen.

Er wartet an seinem Auto zwei Straßen vom Treffpunkt entfernt. Ich sehe ihn schon von weitem, er mich nicht. Er ist viel größer und breiter, als ich ihn mir vorgestellt habe. Eigentlich dürfte ich nicht mehr so aufgeregt sein, schließlich ist es nicht mein erstes anonymes Date, aber ich mag das, es gehört dazu. Er sieht mich, ich ziehe gerade mein Kleid zurecht. Dann stehe ich vor ihm, er greift mir in den Nacken, zieht mich an sich und küsst mich. Er bebt vor Nervosität, ich bebe mit. Es ist irgendwie beruhigend, dass das hier für uns beide aufregend und neu ist. Und ich glaube, wir wissen instinktiv sofort, dass wir zusammen funktionieren würden. So etwas merkt man manchmal beim ersten Kuss. Vielleicht auch immer. Wenn der Kuss nicht passt, passt oft der Rest auch nicht. Geht mir zumindest so.

Wir laufen, ohne uns zu berühren, durch den Botanischen

116

Garten und suchen eine ungestörte Ecke. Eine einsame Bank in einem baumbewachsenen Teil, direkt in der Abendsonne. Auf dem Weg küssen wir uns noch zweimal, die Anspannung wird von Neugierde und Lust abgelöst. Er riecht wirklich gut. Wir sitzen und trinken lauwarmen Weißwein aus Plastikbechern. Profis. Aber das ist irgendwie nebensächlich. Unsere Augen erzählen ganz andere Geschichten. Die Sonne steht schon tief, ist aber immer noch so warm, dass mir der Schweiß zwischen den Brüsten hinunterläuft.

Er gibt sich tough und unnahbar, schaut mir selten in die Augen. Er hat schöne braune Augen, noch wichtiger, einen wirklich schönen Mund. Was nicht gleich bedeutet, dass er auch gut küsst, aber das hat er ja schon bewiesen, und ich kann es nicht erwarten, bis er mich wieder küsst, also küsse ich ihn. Ich stöhne leise. Küssen kann so tief und intensiv sein, ich liebe küssen. Küssen ist Sommer. Und irgendwie fallen auch die letzten Hemmungen. Wir schwitzen und küssen und atmen und fassen uns an und müssen uns immer wieder zügeln, wenn kopfschüttelnde Rentner an uns vorbeilaufen. Er fragt, ob man mein Kleid wirklich mit dem Reißverschluss, der vom Dekolleté bis zum Saum kurz über die Knie geht, ganz öffnen kann. Kann man. Und allein die Vorstellung lässt ihn mir ins Ohr flüstern, wie er mich später vögeln wird. Ich muss mir dringend merken, das Kleid öfter bei Dates zu tragen.

Er öffnet den Reißverschluss ein Stück, nur bis der Ansatz meiner Brüste zu sehen ist, schiebt seine Hand unter den dünnen Stoff, streichelt kurz über meine Nippel und schließt den Reißverschluss wieder. Verdammt, mir ist wirklich heiß.

Der Wein erfüllt sein Soll, ich bin angetrunken und habe noch mehr Lust auf Chris. Er streichelt meine Oberschenkel, und mit jeder Bewegung nähert er sich meinem Slip. Er merkt, wie feucht ich bin, und schiebt erst einen, dann zwei Finger in mich. Ich sitze auf den Knien neben ihm auf der Bank, mein Kleid verdeckt, was darunter passiert, ich halte mich an seiner Schulter fest, und es kostet mich viel Konzentration, nicht auffällig laut zu stöhnen. Er fragt, ob ich laut im Bett bin, ich weiß es ehrlich gesagt nicht so genau, glaube aber schon, findet er gut. Kann man aber auch pauschal gar nicht beantworten, manchmal ist man eben laut, manchmal leise. So wie Sex eben ist.

Wir laufen langsam Richtung Ausgang, treffen einen Fuchs, der uns noch abschätzender mustert als die anderen Besucher es tun, und kommen doch nicht weit. Die nächste Bank steht etwas versetzt zum Hauptweg, wenn man will, gut sichtbar, aber auch leicht zu übersehen. Egal. Wir können die Finger einfach nicht voneinander lassen und malen uns aus, wie und wo wir überall miteinander Sex haben würden. Es ist ein bisschen wie hungrig über extrem gutes Essen reden. Über Blowjobs reden wir auch, er reagiert irgendwie verhalten, ich denke mir aber nicht viel dabei, als er sagt, dass er eher auf Handjobs steht. Vielleicht hat er ja noch keine Frau getroffen, die auf Oralsex steht. Ich kann mich nicht zusammenreißen und knöpfe seine Hose auf, gucke mich kurz um, beuge mich runter und nehme seinen Schwanz in den Mund. Vorsichtig und langsam lasse ich meine Zunge nur um seine Eichel kreisen. Jetzt muss Chris sich konzentrieren und hält sich an der Bank fest. Aber das ist nur ein Vorgeschmack. Vielleicht ändert er seine Meinung zu Blowjobs ja doch noch mal. Wird Zeit, dass wir aus der Öffentlichkeit verschwinden. Es ist immer noch so warm.

Im Auto schlägt er vor, noch an den Wannsee zu fahren, um uns abzukühlen. Super Idee, bei der Vorstellung, nackt schwimmen zu gehen, werde ich wieder ganz unruhig und kann es kaum erwarten. Gesagt, getan, wir vergessen sogar, noch etwas zu trinken zu kaufen, weil wir es so eilig haben, ans Wasser zu kommen. Bis zu der Stelle, die er mir zeigen will, müssen wir über ein paar Zäune und durch diverse Büsche klettern, ich hoffe, dass es sich lohnt. Leider kennen die supergeheime Stelle auch ca. 20 Halbwüchsige, die Bier trinkend und lärmend auf dem Steg sitzen. Juhu. Wir warten relativ genervt noch zehn Minuten, in der Hoffnung, vielleicht doch gleich alleine zu sein, aber als noch mehr Kids aus dem Gebüsch krabbeln, packen wir die Handtücher wieder ein und gehen zurück zum Auto. Er ist geknickt, ich muss kichern.

Wir fahren in den nächsten Supermarkt, kaufen Eis und Weißwein und Wasser. In der Wohnung angekommen, die in Wirklichkeit das Büro seines Vaters ist, sind wir plötzlich wieder etwas verlegen. Die Situation ist irgendwie doch ganz schön absurd, zumindest in diesem Büro. Aber zum Glück weiß Chris anscheinend ziemlich genau, dass man solche Momente am besten ignoriert, und küsst mich wieder. Beim Küssen hebt er mich einfach hoch, und ich schlinge meine Beine um seine Hüfte. Da ist er, der Dirty-Dancing-Moment. Geil, hatte ich noch nie, wollte ich aber schon immer mal erleben.

Vorsichtig legt er mich so aufs Bett. Endlich kann er den Reißverschluss meines Kleides ganz aufmachen, ich liege nur noch im Slip vor ihm, und er fängt an, meine Brüste zu küssen. Mehr macht er nicht. Aber es ist wirklich heiß. Er beißt leicht, aber nur, bis es fast weh tut. Meinetwegen kann er auch fester beißen. Das fällt ihm aber gar nicht ein. Es dauert nicht lange, bis er ein Kondom aus seiner Tasche fischt. Er gesteht, dass er nur drei dabeihat. Nur. Ich hab keins dabei, shame on me.

Und dann geht alles ziemlich schnell, auf einmal ist er in mir, und ich bin überrascht und halte mich an seinen Unterarmen fest. Er vögelt mich so schnell und hart, dass ich innerhalb von Sekunden einen ersten Orgasmus habe, was er nicht mal merkt.

Ich drehe den Spieß um und setze mich auf ihn. Das ist die perfekte Stellung nach dem ersten Orgasmus. Man spürt mehr, weil der Schwanz einfach tiefer geht und man eh schon überreizt ist, die Reibung ist irgendwie eine andere. Zumindest geht es mir so. Und das merkt Chris schnell, hält mit beiden Händen meine Hüften fest und bewegt sich mit mir, bis ich ein zweites Mal komme. Langsam und tief und lang anhaltend. Danach bin ich in dieser Stimmung. Alles ist irgendwie gut. Dann kann ich nicht mehr sagen, ob alles einfach noch ein langer Orgasmus ist oder mehrere abgeschwächte hintereinander oder es einfach nur die perfekte Reizung aller Nerven ist, also ekstatisch, was ja ein Orgasmus sowieso ist. Ist auch egal, es ist geil, und ich habe Spaß.

Ich erinnere mich nicht mehr genau daran, wie lange und wie oft wir in dieser Nacht gevögelt haben. Aber ich weiß, dass ich Chris wiedertreffe, um ihn im Wannsee zu vögeln, o ja.

Scheiß Tinder-Date

Ich bin betrunken. Besser gesagt, betrunken in irgendeinem Club. Angenehm betrunken. Vielleicht sollte ich häufiger alleine ausgehen, ich mag es sehr, so unabhängig zu sein. Keiner, der irgendeinen Song nicht mag, niemand, der zu betrunken nach Hause gebracht werden muss. Keiner, der noch mehr trinken will oder dich mit aufs Klo zieht, weil es alleine zu langweilig ist. Ich kann machen, was ich will, und das ist großartig. Mir sind die Menschen um mich herum egal, ich tanze einfach so, wie ich mich gerade fühle. Trotzdem habe ich dem heißen Typ von Tinder gesagt, in welchem Club er mich finden kann, dabei rechne ich nicht mal damit, dass er vorbeikommt. Aber im Club knutschen fänd ich gerade ganz gut.

Da schreibt er, dass er in zehn Minuten da ist. Geil. Seine Fotos sind super, und er ist extrem witzig, eigentlich kann nicht so viel schiefgehen. Wir haben uns aber auch noch nicht viel geschrieben, was das Risiko, dass man nicht harmoniert, leider erhöht. Scheiß drauf, muss er halt wieder gehen, sollte ich ihn nicht mögen. Er ist zu Besuch in Berlin, macht alleine einen Wochenendtrip. Finde ich schon sehr sympathisch. Wo er eigentlich herkommt, habe ich nicht gefragt, weil mir so etwas generell total egal ist, macht auch einfach keinen Unterschied, weder beim Sex noch beim Kennenlernen. Ich lehne an der Wand, in einer Hand mein Handy, in der anderen ein Bier.

Verschwitzte Leiber kleben tanzend aneinander, der Bass wummert. Zu viel Nebel. Ich mag diesen Nebel nicht, es wird sowieso im Club geraucht und ist sehr dunkel, warum muss man dann auch noch diese ekelhafte wabernde Suppe alle zwei Minuten auf die Tanzfläche pusten? Ich schiebe mich an den Menschen vorbei, Richtung Eingang, damit ich sehen kann, wer reinkommt. Aber er schreibt, dass er doch noch 40 Minuten braucht. Okay whatever, ich schmeiße mein Telefon in die Tasche und gehe tanzen. Es laufen viele alte Hits, es macht Spaß, alleine zu tanzen, ich beschließe, das wirklich wieder häufiger zu machen.

Als ich mir noch ein Bier holen will, hält mich jemand am Arm fest. Ich gucke ihn irritiert an, und es dauert einen oder zwei Momente, bis ich checke, dass es mein Tinder-Date ist. »Ey hallo, bischt du die Nina?«, brüllt er mir ins Ohr. »Isch bin de Mischael!« Oh. Hallo, Michael. Hallo, Dialekt. Na ja, ich will ihn nicht sofort verurteilen. Kann ja sein, dass er vor lauter Aufregung kurz vergessen hat, Hochdeutsch zu sprechen. Er fragt, was ich trinken möchte. »Wodka-Soda-Lime bitte, ich gehe kurz aufs Klo, okay?«

Als ich wiederkomme, steht er etwas irritiert an der Bar, mit einem Bier und einem Wodka-Red-Bull in jeder Hand. »Der Barkeeper hat net verstande, was isch bestellt hab, sorry, musste weider Bier drinke, Niiina.« Er lacht übertrieben laut. Ich gucke kurz zum Barkeeper, den ich flüchtig kenne, und als er sieht, dass der seltsam sprechende Mensch zu mir gehört, lehnt er sich über den Tresen und sagt: »Weeßte, wat der bestellt hat?! Zwee Wodka-Soda *light!* Hab ick ihm jesacht, dit ham wa nich, hat er nich vastanden, wa!« Hm ja, klassische Kommunikationsproblematik. Oder Komik. Ich weiß es nicht genau, ist auch egal, trink ich halt weiter Bier. Wir schieben uns auf die Tanzfläche, ich beobachte ihn eine Weile. Er trägt einen schwarzen Trenchcoat und schwarze enge Jeans, so weit, so gut. Sein Gesicht ist wirklich sehr schön, vielleicht kann man doch noch was retten, denke ich mir angeschwipst. Aber dann zieht er seine Jacke aus. Sein asymmetrisch geknöpfter Cardigan in allen Ehren, aber die riesige prollige Armbanduhr, die Holzperlenkette mit *Kreuz*anhänger und das enge Shirt mit zu tiefem V-Ausschnitt über seiner gebräunten, akribisch rasierten Brust kann ich ihm nicht verzeihen. Die Kombination mit seinem Dialekt ist tödlich. Das hab ich jetzt davon, so einfach geht das nämlich. Zu schnell verabredet, nicht weiter geschrieben, sich nicht auf den Zahn gefühlt, und zack, verpasst dir Tinder die wohl verdiente Nackenschelle. Was mache ich denn jetzt? Ich habe keine Wahl, ich muss ehrlich sein, alles

122

andere wäre unfair und in erster Linie unangenehm. Man muss ja nicht weiter schweigend nebeneinander rumstehen, nur weil man sich nicht traut, dem anderen zu sagen, dass man ihn echt nicht anziehend findet. Also Hand aufs Herz. »Michael, sei mir nicht böse, aber das mit uns wird nicht funktionieren. Sorry, echt.«

Und Michael reagiert so entspannt und cool, dass ich ihn schon wieder fast sympathisch finde! »Isch doch kein Probleeeeem Nina, saugut, dass de so ehrlich bischt!« Wir verabschieden uns mit einer Ghettofaust, und ich gehe lachend wieder alleine tanzen.

Irgendwann langweilt mich Tinder. Es ist ein bisschen so wie mit einem neuen Gameboy-Spiel. Sobald du es durchgespielt hast, fängst du nicht noch mal von vorne an. Und wenn doch, dann mit einigem Zeitabstand, weil es sonst zu eintönig wird. Egal, wie euphorisch du angefangen hast zu spielen. So geht es mir auch mit Tinder. Weil es ein Spiel ist. Mit der Langeweile schleichen sich natürlich auch Zweifel und Kritik ein. Diese Art des Menschenkonsums und diese Abstumpfung können nicht gesund sein.

OkCupid

OkCupid habe ich nur kurz ausprobiert, und es nervt mich richtig. Man muss gefühlte 300 Fragen über sich beantworten, und wenn man das nicht macht, wird man die ganze Zeit darauf hingewiesen, dass man sein Profil noch vervollständigen muss. Das ist zwar eine App und auch irgendwie ganz nett gemacht, aber ich habe keine Geduld dafür. Echt nicht. Außerdem suchen hier die meisten Menschen ihren Traumpartner, und damit kann und will ich gerade nicht dienen.

Mich interessiert auch einfach nicht, was die Menschen da so an Informationen über sich preisgeben. Nach zehn Minuten lösche ich OkCupid wieder, weil ich keine Geduld habe, alles auszufüllen.

Ich habe aber auch nicht das Gefühl, dass es eine Bereicherung wäre, da ich schon in diesen ersten zehn Minuten relativ viele Gesichter sehe, die ich auch schon von Tinder kenne. Das Prinizip ist ja auch ähnlich, nur komplexer. Dir werden potenzielle Partner in deiner Nähe angezeigt, deren angegebene Informationen sich mit deinen überschneiden. Wenn man sich dann tatsächlich interessant findet, kann man den anderen bewerten und anschreiben. Aber warum so kompliziert, wenn es mit Tinder auch viel einfacher geht?

Bevor man sich aber tatsächlich zum Vögeln verabredet, sollten ein paar Basics klar sein.

4.
Sex, Sex, Sex –
Basics and Beyond

*A*ls Allererstes: Egal, ob du einen One-Night-Stand hast oder ob ihr regelmäßig Sex miteinander habt, mach dir vorher Gedanken über die Verhütung. Irgendwie geht man als recht aufgeklärter Mensch nämlich immer davon aus, dass das ja überhaupt kein Thema mehr sein sollte, weil mindestens einer immer ein Kondom dabeihat oder die meisten Frauen hormonell verhüten. Das stimmt aber leider nicht. Dazu hält sich hartnäckig das Gerücht, dass nur Männer immer versuchen, das Benutzen von Kondomen zu umgehen, ich kenne aber mindestens genauso viele Frauen, die regelmäßig Sex mit wechselnden Partnern haben und trotzdem auf Kondome verzichten. Und wenn wir mal ganz ehrlich sind, geht jeder von uns davon aus, dass alle anderen Geschlechtskrankheiten bekommen, man selbst aber ganz bestimmt nicht. Denkst du. Ich weiß ja nicht, wie sehr du dich schon mit den ansteckenden Infektionen auseinandergesetzt hast, die du dir so einfangen kannst. Und zwar nicht nur beim »herkömmlichen« Sex, also vaginal. Auch beim Oral- und Analverkehr kannst du diverse fiese Bakterien und Viren sammeln, die dir dann das Leben um einiges schwerer machen. HIV ist ja nur die Spitze des Geschlechtskrankheiten-Eisbergs. Also hier ein paar Regeln, die du bei der Verhütung beachten solltest.

Kondom! Immer!

Egal, ob du die Pille nimmst oder den Nuvaring oder eine Spirale, oder was auch immer du als Empfängnisverhütung benutzt, das alles schützt euch nicht vor Krankheiten. Es wird oft gesagt und kann auch nicht oft genug gesagt werden: Kondome sind die einzigen Verhütungsmittel, die wirklich vor ansteckenden Geschlechtskrankheiten schützen. Leider sind sie aber auch das meistgehasste Verhütungsmittel, weil sie für viele das Gefühl beim Sex enorm einschränken. Ich kann das auch verstehen, es gibt Kondome, die echt ätzend sind. Aber es gibt auch wirklich gute, z. B. »Durex Natural Feeling«, die sind auch noch aus latexfreiem Polyisopren, falls einer der Beteiligten eine Latexallergie haben sollte.

Und überhaupt: Das Vorspiel ist im vollen Gange, ihr küsst und haltet euch, es ist klar, dass ihr Sex haben werdet, ihr seid nackt und – stopp. Wo sind die scheiß Kondome? Fuck, keins mehr neben dem Bett. Okay, kurz aufstehen, zur Kommodenschublade, dabei über die Klamotten auf dem Boden stolpern, zurück zum Bett, Packung vorsichtig aufreißen, Mist, wie herum gehört das Ding, ah, schnell über den Penis rollen, weiter geht's. Diese Unterbrechung ist notwendig, aber eben ein echter Stimmungskiller. Das nervt einfach meistens.

Außerdem mag ich den Geruch von Kondomen nicht. Riecht eben nach Latex und dem künstlichen Gleitfilm. Es gibt ja auch Kondome mit extra Geschmacks- bzw. Geruchsrichtungen. Von Pfefferminze über Grapefruit bis Schokolade, alles dabei. Ich stehe da echt gar nicht drauf, weil es so krass künstlich riecht, aber es scheint ja durchaus viele Menschen zu geben, die das mögen, und wenn das hilft, Kondome gut zu finden, finde ich das super!

Man gewöhnt sich aber durchaus an Kondome, auch wenn

das Gefühl ein anderes ist. Natürlich gibt es immer ein Rest-risiko. Die Dinger können reißen. Oder man hält es beim Rausziehen nicht fest. Trotzdem sollte man nicht darauf ver-zichten, wenn man sich nicht 100-prozentig sicher ist, dem anderen vertrauen zu können. Leider gibt es oft genug die Momente, in denen einer versucht, den anderen von Kondo-men abzuhalten.

Argumente, die niemals zählen:

– *»Ich komm nicht in dir, versprochen.«*
– *»Mit Kondom kann ich nicht.«*
– *»Ich hab mich kürzlich erst testen lassen, ich bin clean.«*
– *»Bei mir ist noch nie was schiefgegangen.«*
– *»Du bist zyklisch weit entfernt vom Eisprung.«*

Du kommst dir jetzt vielleicht vor, als würde ich dich für dumm verkaufen, aber ich kenne diese Fehler, ich hab sie selbst gemacht, obwohl ich sehr wohl früh über die Risiken aufgeklärt wurde. Im Eifer des Gefechts und mit der jugend-lichen Arroganz, dass jedem etwas passieren kann, außer ei-nem selbst, habe ich auch einfach mal auf das Kondom ver-zichtet, wenn ich wusste, dass ich gerade nicht schwanger werden konnte. Dumm, dass man ja trotzdem Krankheiten bekommen kann. Vielleicht war ich, und mit mir viele andere Frauen und Männer, so leichtsinnig, weil die Gefahr eine sehr abstrakte ist. Ich kannte niemanden, der sich schon mal infi-ziert hatte. Egal ob mit Chlamydien, Tripper, Genital-Herpes oder HIV. Es war so absurd weit von meinem Leben entfernt, dass es einfach keine reale Bedrohung für mich darstellte. Und selbst wenn ich beim Sex verhütet habe, kam mir niemals in den Sinn, dass ich mich auch infizieren kann, wenn ich dem Mann einen blase und ich sein Sperma im Mund habe oder schlucke, gerade im Fall von HIV. Das wissen viele einfach nicht. Deswegen muss man sich aber nicht schämen. Man lernt ja schließlich nie aus.

Alternativen? Hormonelle Verhütung

Wichtig als Frau, ob du hormonell verhütest oder nicht: Du solltest deinen Zyklus kennen. Erstens ist das einfach wichtig, um ein natürliches Gefühl für deinen Körper zu entwickeln, da die verschiedenen zyklischen Phasen durchaus in deinem Hormonhaushalt wüten.

Hormone sorgen nämlich nicht nur dafür, dass wir Lust haben, uns fortzupflanzen (oder zumindest so tun), sie legen quasi die Grundsteine dafür. Alle 20 bis 35 Tage produziert unser Körper eine Eizelle, die theoretisch, in einem engen Zeitfenster von fünf Tagen, befruchtet werden kann. In der restlichen Zeit wird diese und ihr potenzieller Nährboden, die Gebärmutterschleimhaut, entweder produziert und aufgebaut oder eben wieder abgestoßen. Manche Frauen haben starke Symptome, manche nur schwache oder gar keine. Ich kann mittlerweile nur anhand ebendieser genau sagen, in welchem Zyklusabschnitt ich mich gerade befinde. Von Brustschmerzen während des Eisprungs bis zu wahnwitzigen Krämpfen während meiner Periode ist alles dabei.

Zweitens kannst du anhand deines Zyklus, sofern er regelmäßig ist, eben ziemlich genau wissen, wann du schwanger werden könntest und wann nicht. Egal, wie genervt du davon bist, weil deine Periode immer unpassend kommt und sie im schlechtesten Fall dafür sorgt, dass du ein paar Tage nicht schmerzfrei durch das Leben kommst oder du Schmerzmittel einschmeißen musst, sie gehört dazu, also freunde dich lieber damit an.

Ich bin immer wieder erstaunt darüber, wie wenig viele Frauen über ihren eigenen Körper wissen. Schockiert bin ich darüber, wie viele Frauen ihren eigenen Körper eklig finden. Da komme ich einfach nicht mit. Vor allem, wie kann so etwas eigentlich zustande kommen? Mangelnde Aufklärung oder dieser gesellschaftliche Reinheitswahn, gepaart mit der immer weiter gezüchteten, unerreichbaren Perfektion des Körpers?

Das Hauptproblem ist einfach die mangelnde Auseinandersetzung mit dem eigenen Körper. Dahingehend muss ich Charlotte Roche auch wirklich rechtgeben. Es ist zum Verrücktwerden, wie unreflektiert Menschen mit ihren Körpern und ihrer Sexualität umgehen. Dafür muss ich jedoch keine grenzüberschreitenden Erfahrungen machen wie Helen Memel in *Feuchtgebiete*. Aber unsere Körper bestehen aus allerlei Sekreten und produzieren sie eben auch, das ist nicht eklig.

Seit ca. 16 Jahren blute ich alle drei Wochen fünf bis sechs Tage lang, wo ist das Problem? Es gehört genauso dazu wie Haare, die uns jeden Tag ausfallen, es ist auch nur ein Zyklus der permanenten Regeneration. Mir geht es oft nicht gut, wenn ich meine Tage bekomme, weil es einfach scheiße weh tut. Ich habe mich mittlerweile daran gewöhnt. Trotzdem war es mir früher immer unangenehm. Ich hatte Hemmungen, Männern zu sagen, dass ich meine Tage habe. Eigentlich bin ich schon fast dabei gestorben, wenn sich eine Hand meiner Hose näherte. Die Vorstellung, man könnte mich untenrum anfassen oder mit mir Sex haben wollen, während ich blutete, erschien mir wahnwitzig. Aber warum eigentlich? Weil ich Angst hatte, dass es der andere eklig finden könnte und es sich so irgendwie in meinem Hirn manifestierte, dass ich es selbst unangenehm fand. Wie absurd, denn eklig fand ich es eigentlich nie wirklich, aber die Angst vor der Reaktion anderer Menschen war eben größer. Außerdem sorgten vor allem meine männlichen Mitschüler damals mit ihren endlos dummen Sprüchen dafür, dass jede von uns ihre Periode als etwas Negatives wahrnehmen musste. Man hat echt keinen Bock, dem Sportlehrer zu sagen, dass man Unterleibschmerzen hat, egal, wie stark die Krämpfe sind, wenn man sich dann Sprüche anhören muss wie: »Die ist zickig, hat wohl ihre Tage«, oder: »Warum bluten Frauen einmal im Monat? – Weil sie es nicht anders verdient haben!«

Damit fängt das schon an, das ist doch zum Kotzen. Wie soll man denn als heranwachsende Frau lernen, mit seinem sich verändernden Körper umzugehen, wenn das schon von vornherein so erschwert wird, weil Männer anscheinend erst recht nicht damit umgehen können und dann auf sexistische Abwertungen zurückgreifen müssen? Was bringt dir der Sexualkundeunterricht in der vierten Klasse, wenn du dir eh noch nicht vorstellen kannst, was da eigentlich passieren wird? Und das gilt selbstverständlich auch für junge Männer.

Ich kenne auch immer noch Menschen – Männer wie Frauen, die behaupten, dass Sahne nicht steif wird, wenn man versucht, sie zu schlagen, wenn man seine Periode hat. Ernsthaft. Das sind mittelalterliche Märchen, oft religiöser Herkunft, die höchstens dazu dienten, dass Frauen sich schlecht fühlen sollten – wissenschaftlich widerlegt wurde der negative Einfluss der menstruierenden Frau schon lange. Umso erschreckender, dass es heute, selbst nach der emanzipatorischen Frauenbewegung in den Siebzigern, immer noch keinen selbstverständlichen Umgang damit gibt. Eher im Gegenteil.

Also. Um gut und richtig verhüten zu können, bedarf es eines gewissen Bewusstseins über die körpereigenen Fortpflanzungsfunktionen, das ist so weit klar. Es hat auch etwas mit Selbstsicherheit zu tun. Wenn du weißt, was in deinem

Körper so abgeht, kann dir auch keiner mehr erzählen, warum es besser ist, wann und wie nicht zu verhüten.

Das Erste, was man so als Frau in Betracht zieht, ist ja die Antibabypille. Ich fand das damals sogar irgendwie cool, mir jeden Tag zur gleichen Zeit diese Pille einzuschmeißen, gerne auch so, dass Menschen mitbekamen, wie erwachsen ich schon war. Was der Hormon-Cocktail so mit mir anstellte, ist eine andere Geschichte. Nebenwirkungen gibt es nämlich immer. Von größer werdenden, immer schmerzenden Brüsten, Gewichtszunahme, Pickeln an allen erdenklichen Stellen, Geruchsveränderung, Haarausfall, Schweißproduktion, bis hin zu verminderter Lust auf Sex. Was nur ein paar der sehr gängigen Probleme sind, die man auf sich nimmt, wenn man hormonell verhütet. Und dazu kommt natürlich, dass Pille & Co. ausschließlich zur Empfängnisverhütung dienen. Also in einer monogamen, festen Beziehung vielleicht sinnvoll, sonst nur eine zusätzliche Absicherung.

Weil ich die Pille nie richtig vertragen habe, habe ich irgendwann auch mal auf Raten meiner Frauenärztin den Nuvaring ausprobiert. Ein elastischer Kunststoffring, den man sich vaginal einführt und den man drei Wochen lang trägt. Er gibt die Hormone lokal ab, was die Nebenwirkungen etwas verringert. Man spürt den Ring meistens auch nicht, aber beim Sex flutscht er gerne mit raus. Zum Glück kann man ihn währenddessen auch einfach rausnehmen. Leider hatte ich auch da unangenehme Nebenwirkungen, nämlich wirklich gar keinen Bock mehr auf Sex. Was dann irgendwie auch eine Verhütungsmethode ist, aber halt nicht Sinn der Sache.

Let's talk about Sex, Baby

Das wichtigste Thema überhaupt: Kommunikation. In jedem Bereich, aber vor allem im Bett! Ich habe keine Ahnung, warum genau das so ein großes Problem darstellt. Wir quatschen ja den ganzen Tag. Wir schreiben hunderte E-Mails, SMS, Nachrichten über WhatsApp und Facebook. Wir können mit dem richtigen Abstand detailliert und offen beschreiben, worauf wir stehen und was wir nicht so geil finden. Wir erzählen unseren Freundinnen und Freunden von der letzten heißen Nacht und lassen am besten kein einziges Detail aus, sei es noch so unwichtig. Aber wenn wir mit jemandem im Bett sind, verschlägt es uns die Sprache. Da stimmt doch irgendetwas nicht, oder?

Die meisten von uns trauen sich einfach nicht, weil wir uns viel zu viele Gedanken über die möglichen Konsequenzen machen. Wir wollen unseren Sexpartner nicht nerven, nicht vor den Kopf stoßen, nicht beschämen. Aber wie kommen wir denn eigentlich darauf, dass so etwas dabei herauskommt? Klar, wir hatten alle schon unangenehme Erlebnisse, und Kommunikation funktioniert auch nur, wenn beide mitmachen. Ohne Sender kein Empfänger und umgekehrt. Es ist einfach verdammt schwer, jemandem zu sagen, dass er etwas anders machen soll. Weil die meisten Menschen die leiseste Kritik schon viel zu persönlich nehmen, da schließe ich mich erst mal mit ein.

Aber wenn ich jemandem sage, dass er langsamer oder schneller werden soll und es sich ein bisschen weiter links besser anfühlt, dann meine ich damit ja nicht, dass er eine komplette Niete im Bett ist, sondern eben nur genau das, was ich gesagt habe. Sag das aber mal dem Selbstbewusstsein des anderen. Das stellt nämlich sofort alles in Frage und lässt die Stimmung in den Keller sinken.

Ich habe mich lange nicht getraut zu sagen, was ich will und was ich nicht will. Klar war ich unsicher, wollte nicht zu viel verlangen oder hatte Angst, dass ich mich damit lächerlich mache. Und wie sagt man jemandem denn eigentlich am besten, was man sich wünscht? Ich habe das früher immer sofort mit Dirty Talk gleichgesetzt, heute kenne ich den Unterschied ganz gut, obwohl man das auch wunderbar verbinden kann.

Am allerbesten ist es, wenn eine Portion Humor dabei ist und man gemeinsam lachen kann. Das nimmt die Schärfe und die Unsicherheiten. Man muss ja nicht unterbrechen und sich erst mal an den Tisch setzen, um abzuhandeln, worauf man steht oder was man probieren möchte. Man kann sich lange Zeit nehmen, sofern man sie hat, und sich gegenseitig zeigen, was man mag. Anders kann man den Körper des anderen nicht kennenlernen. Kommunikation muss ja auch nicht zwangsläufig Sprechen bedeuten. Die Körpersprache ist genauso wichtig.

Aber gehen wir jetzt mal davon aus, dass ich jemanden einfach nur zum Vögeln treffen will, ob über Tinder oder wie auch immer kennengelernt, ist es definitiv wichtig, schon mal klar zu formulieren, was ich will und was nicht. Damit meine ich nicht, dass man im Detail besprechen muss, wie man sich Sex vorstellt, das ist auch Quatsch, weil man das nicht festlegen kann. Sex ist schließlich immer anders. Aber man sollte klar sagen, ob man prinzipiell offen dafür ist, Sex zu haben. Wie viele Probleme und Missverständnisse entstehen denn durch mangelnde Kommunikation? Genau, fast alle. Aber das Beste daran ist ja, Kommunikation kann jeder lernen.

Küssen –
der Vorgeschmack auf alles andere

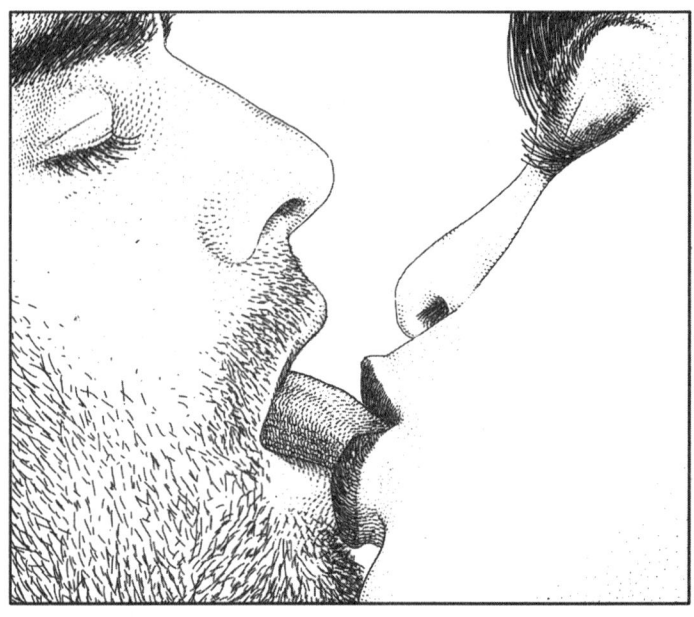

Du kannst küssen, ohne Sex zu haben, aber Sex ohne Küssen geht schlecht oder gar nicht. Für mich ist Küssen eine der wichtigsten Komponenten beim Sex. Ohne Scheiß, mich turnt fast nichts so sehr ab wie ein schlechter Küsser. Das wirft die berechtigte Frage auf, was denn einen guten oder schlechten Küsser eigentlich ausmacht. Und wie immer bei allem ist das eine extrem subjektive Wahrnehmung. Aber es gibt diverse Beispiele, die viele kennen. Dieser Moment, wenn du jemanden das erste Mal küsst. Alles ist so aufregend und neu. Wie fühlen sich die Lippen an? Sind sie fest, sind sie weich, wie schmecken sie? Und schafft man es überhaupt, dass sich die Köpfe beim Küssen so gut koordinieren, dass man nicht alle paar Sekunden an der Nase hängen bleibt oder man dauernd mit den Zähnen oder den Köpfen zusammenstößt?

Ich muss auch nicht lange darüber nachdenken, was ich am Küssen so wichtig finde. In der Regel ist es der erste intime Körperkontakt, den man miteinander hat. Man schmeckt sich das erste Mal richtig. Es ist anders als jede Berührung. Küssen kann so viel Lust auslösen, so viel Lust bringen. Es kann so sexy sein und auch so unerotisch.

Kennst du das, wenn du anfängst, jemanden zu küssen und innerhalb von wenigen Augenblicken um deinen Mund herum alles in einem Radius von fünf Zentimetern ganz nass ist? Damit meine ich nicht, dass beim Knutschen kein bisschen Spucke außerhalb des Mundes auffindbar sein darf. Aber es gibt diese gewisse Grenze zwischen akzeptabel und eklig. Und es ist einfach nicht sexy, wenn die Zunge des anderen wie wild geworden und ohne jegliche Sensibilität alles ablutscht, was ihr in die Quere kommt. Ich hasse es, wenn ich nach einem Kuss den Reflex habe, mir mit dem Ärmel über den Mund wischen zu müssen. Genauso schrecklich ist es, wenn du eine Zunge triffst, die kaum etwas macht. Wie soll das denn bitte gehen mit dem Küssen, wenn die Zunge wie ein totes Stück Fleisch rumliegt? Oder wenn sie immer nur in der eigenen Mundhöhle bleibt? Das Grundproblem ist hier nicht, dass jemand prinzipiell nicht küssen kann, sondern den Hintergrund und die Tragweite des Küssens nicht verstanden hat. Beim Küssen haben wir das erste Mal die Möglichkeit, jemanden oral kennenzulernen. Und mal davon abgesehen, dass da immer zwei dazugehören, muss man auch einfach ein gewisses Gespür für den anderen entwickeln. Eigentlich ist Küssen ein Spiel ohne spezielle Regeln. Ein Fordern und Reizen.

Küssen verboten – Ben

Ich bin mit Ben auf einem Konzert, frag mich nicht, welche Band, irgendeine dieser Indie-Bands, die kein Mensch braucht. Mir ist das aber total egal, ich wäre mit Ben auch in die Oper oder auf ein Helene-Fischer-Konzert gegangen. Wir stehen nebeneinander an eine Wand gelehnt, der Club ist voll. Wir trinken Bier und unterhalten uns. Er erzählt von einem Kunstprojekt und seiner eigenen Band, ich höre gar nicht genau, was er sagt, aber solange er redet, kann ich auf seinen Mund gucken. Ich hänge wirklich an seinen Lippen, aber nur, weil sie so unfassbar schön sind. Die Unterlippe ist etwas voller als die Oberlippe, aber dafür ist diese so perfekt geschwungen. Ich kann mir nicht vorstellen, dass irgendjemand diesen Mund angucken kann, ohne ihn küssen zu wollen. Ein bisschen oberflächlich komme ich mir dabei vor, aber es hilft ja nichts, ich kann an nichts anderes denken als daran, Ben zu küssen. Aber so weit sind wir noch nicht.

Ben ist jemand, den man als sanft bezeichnen würde. Er redet leise und ist ganz ruhig, niemals aufgedreht, niemals laut. Nur seine Augen sagen etwas anderes, und wenn er mich dabei erwischt, wie ich ihn anstarre, blitzen sie gefährlich oder vielleicht auch belustigt. Bilde ich mir zumindest ein. Eigentlich blitzen Augen ja auch nicht, liest sich aber gut. Wir gucken uns zwei von drei Bands an, Ben mag die Musik, ich mag Ben, die Rechnung geht auf. Es ist Frühsommer, eine dieser ersten wärmeren Nächte. Man braucht keine Jacke mehr und will am liebsten so lange wie möglich draußen bleiben. Diese Frühlingsgefühle sind keine Erfindung der Kondomlobby, ich habe sie jedes Jahr! Sobald es wärmer wird, will ich raus und Menschen kennenlernen und knutschen und vögeln und das Leben genießen. Und das mache ich heute Abend mit Ben.

Hoffentlich komme ich dazu, ihn heute noch zu küssen, sonst platze ich! Nach dem Konzert spazieren wir ziellos durch Kreuzberg am Ufer entlang und reden über die Stadt und über Menschen, die uns begegnen. Wir setzen uns auf eine Bank und gucken aufs Wasser, und ich will ihn so gerne küssen, aber ich traue mich nicht, weil ich mir nicht sicher bin, ob er mich genauso gerne küssen will. Aber er sagt auch nichts mehr, und als ich ihn angucke, lächelt er. »Woah, wenn nicht jetzt, wann dann?«, denke ich mir und beuge mich langsam zu ihm rüber, um ihn zu küssen. Er hält, kurz bevor sich unsere Lippen berühren, meinen Kopf fest. Scheiße, scheiße, scheiße, warum will er mich nicht küssen? Mir ist es sofort unangenehm, weil ich das Gefühl habe, die Grenzen überschritten zu haben. Fuck, wie peinlich. Ich will mich erklären, aber er unterbricht mich sofort, indem er mir die Haare zur Seite schiebt und anfängt, meinen Hals zu küssen. Atmen nicht vergessen, Nina. Die Gänsehaut zieht mir den Kopf hoch, und ich versuche, ihm meinen Kopf zuzudrehen, weil ich es kaum aushalte, aber er hindert mich dran und küsst weiter meinen Hals. Am Kehlkopf angekommen, leckt er kurz drüber und wandert auf die andere Seite meines Halses. O nein, bitte nicht das Ohr. Ich bin so enorm empfindlich an den Ohren, eigentlich lasse ich da keinen dran. Aber er hält meinen Kopf weiter fest, und ich reiße mich zusammen und wehre mich nicht dagegen, als er langsam die Windungen meiner Ohrmuschel mit der Zungenspitze nachzeichnet.

Meine Unsicherheit hat sich in Luft aufgelöst, und obwohl wir uns noch nicht richtig geküsst haben, bin ich ihm schon vollkommen ausgeliefert. Ich versuche wieder, meinen Kopf so zu drehen, dass ich ihn endlich auf den Mund küssen kann, aber er lässt es immer noch nicht zu. Stattdessen schiebt er meinen Kragen zur Seite und küsst wirklich jeden Zentimeter meiner Haut. Ich wusste gar nicht, wie unfassbar erotisch das sein kann. Zwischen den Küssen baut er ganz sanfte Bisse ein, das macht mich wahnsinnig. Als ich geräuschvoll ausatme, zieht er mich auf seinen Schoß und guckt mich an. Seine Augen blitzen wirklich!

Und endlich lässt er sich auch von mir küssen, aber bevor sich unsere Lippen berühren können, drehe ich meinen Kopf zur Seite. Das kann ich nämlich auch. Ich fange an, seinen Hals zu küssen und quäle ihn langsam mit genau den gleichen kleinen Gemeinheiten. Und es wirkt bei ihm genauso wie bei mir. Nur dass er nicht merken konnte, wie feucht ich dabei geworden bin – seine Erektion spüre ich dafür umso deutlicher, was mich nur noch unruhiger werden lässt. Jetzt halte ich es auch wirklich nicht mehr aus, halte seinen Kopf mit beiden Händen fest und gucke ihn an. Ich glaube, meine Augen blitzen auch. Und dann küssen wir uns. Ganz vorsichtig und langsam. Seine wunderschönen Lippen sind ganz weich und warm. Ich schmecke das Bier, das wir gerade trinken, und ich schmecke Ben. Wie faszinierend es ist, wenn Menschen genau so schmecken, wie sie riechen. Und Ben riecht so gut. Verrückt, dass man den Eigengeruch von Menschen einfach nicht beschreiben kann. Wir küssen uns langsam und irgendwie tief, und ich atme ihn ein und seine Hände liegen auf meinen Hüften, und sein Griff wird fester. Unsere Zungen spielen miteinander, lecken und schlingen und schmecken und winden sich. Der Kuss ist perfekt, mal laut, mal leise. Ich verliere das Zeitgefühl, weil ich mich in Ben verliere. Wir knutschen eine gefühlte Ewigkeit. Irgendwann stehen wir auf und laufen Richtung U-Bahn. An gefühlt jedem Hauseingang bleiben wir stehen und küssen uns, als wären wir kurz vorm Verhungern. Und es geht wirklich um nichts anderes, nur ums Küssen und Fühlen. Unsere Hände überschreiten nicht die Klamottengrenzen. Und das ist gut so, weil es reicht, weil die Küsse uns so erfüllen und weil sie irgendwie verloren gehen würden, wenn sie von mehr Sexualität überdeckt werden sollten. Es muss ja nicht immer darum gehen, dass man so schnell wie möglich miteinander im Bett landet. Und genauso trennen wir uns am U-Bahnhof auch. Küssend, mit Frühlingsgefühlen und blitzenden Augen.

Aber es ist nicht immer so beim Küssen, man erinnert sich nur lieber an die weltbewegenden, tollen Küsse. Weißt du eigentlich, wie wichtig Mundhygiene ist? Sie ist das Fundament jedes Kusses. Denn neben dem schlechten Küsser sind die Küsser mit Mundgeruch die schlimmsten Liebestöter. Und da kann man noch so gut küssen – wenn man nicht dafür sorgt, dass der Atem frisch ist und man seine Zähne nicht pflegt, wird es wirklich schwierig.

Vielleicht gibt es auch Menschen, die das nicht stört, aber mich stört es enorm und die meisten Menschen, die ich kenne, auch. Klingt wahnsinnig spießig, aber ich kann mir nicht vorstellen, dass es viele Menschen gibt, die darauf stehen, zu schmecken, wie lange du nicht mehr beim Zahnarzt warst oder vor wie vielen Tagen du das letzte Mal deine Zähne geputzt hast.

Gemein ist ja, wenn man sich das erste Mal trifft, dabei Alkohol trinkt und am besten noch dazu raucht und somit jeden seiner Geschmacksnerven lähmt. Am nächsten Morgen verzeiht man ja sowieso, dass man sich die Zähne noch nicht geputzt hat. Schwierig wird es erst, wenn man realisieren muss, dass der andere wirklich einen schlechten Mundgeruch hat. Was übrigens nicht nur an mangelnder Zahnpflege, sondern auch an der Verdauung und an schlechter bzw. ungesunder

Ernährung liegen kann. Oft ist es eine Kombination aus den genannten Punkten. Und dann kommt der schwierigste Punkt in der ganzen Angelegenheit: Ist er dir wichtig genug, um es anzusprechen, oder scheißt du einfach drauf und lässt das mit ihm und dem Küssen?

Sollte Ersteres der Fall sein, herzlichen Glückwunsch. Wie sagt man jemandem wohl, dass er etwas gegen seinen Mundgeruch machen sollte? Unangenehm ist das nämlich für beide, aber nichts sagen ist, wie fast immer, auch keine Lösung. Was man dringend vermeiden sollte, sind kleine Hinweise, zum Beispiel, von der suuuuper Zahnpasta zu erzählen, die man gerade benutzt, oder immer wieder beiläufig zu erwähnen, wie regelmäßig man doch zum Zahnarzt geht. Glaub mir, das habe ich auch schon probiert, das hilft weder dir noch ihm, und außerdem ist es auch nicht wirklich fair, weil er nicht weiß, worum es geht und du unter Umständen dann noch genervter bist als vielleicht eh schon.

Also ist auch hier wie immer die Wahrheit zwar der unangenehmere, aber sinnvollere und effektivere Weg. Wenn sich dann etwas ändert und du noch nicht abgeturnt genug bist, um vorher zu verschwinden, ist es super für euch. Selbst wenn du nicht vorhast, ihn wieder zu küssen, solltest du deinen Nachfolgerinnen einen Gefallen tun und Tacheles reden. So unangenehm solche Themen auch sind, es hilft einfach nichts, sie nicht anzusprechen, daraus lernt keiner.

Und manchmal ist es einfach so, dass man nicht Kuss-kompatibel ist. Dann funktioniert es einfach nicht, auch wenn man versucht, sich dem anderen anzupassen. Dann knallen die Zähne und die Köpfe aneinander, dann ist das eben so. Es gibt so viele Menschen, die man küssen kann.

Vorspiel – Heavy Petting,
oder ist das schon Sex?

Bis es vom Knutschen zum Vorspiel kommt, braucht es manchmal mehrere Dates, manchmal ist es auch ein fließender Übergang von wenigen Minuten. Kommt ja auch immer drauf an, wie man sich darauf einlässt, wie viel Zeit man sich nimmt und ob man überhaupt drauf steht. Pauschal kann ich das gar nicht sagen, denn es ist ja immer irgendwie situationsabhängig. Außerdem gehört Küssen ja schon zum Vorspiel. Manchmal ist es superheiß, wenn man sich so lange gegenseitig erforscht und reizt, bis man fast explodiert. Manchmal muss man aber auch einfach sofort vögeln. In einigen Situationen ist es ja auch einfach nicht möglich, weil man keine Zeit hat oder sich nicht am passenden Ort befindet. Alles schon erlebt. Wenn man gerade zusammen im See schwimmt und unbedingt Sex haben will, wird man sich kaum lange damit aufhalten. Aber wenn man davon ausgeht, dass man denjenigen noch nicht kennt, man Zeit hat und sich an einem geeigneten Ort, im Idealfall zu Hause, befindet, dann ist das Vorspiel eine großartige, prickelnde Angelegenheit. Ich bin immer total aufgeregt, wenn ich jemanden kennenlerne. Nicht nur beim ersten Date, auch beim ersten Kuss, beim ersten Mal Anfassen, beim ersten Mal Nacktsein, beim ersten gemeinsamen Sex. Es gibt kaum etwas Spannenderes für mich, als die Reaktionen, die Blicke, die Geräusche des anderen zu beobachten. Herauszufinden, wer derjenige im Bett eigentlich ist.

Vielleicht kennst du diesen Moment, diesen einen ganz speziellen Moment, in dem du auf einmal ganz sicher weißt, dass es nicht nur bei einem Kuss bleiben wird. Wenn du noch mal ins Badezimmer gehst und checkst, ob du auch gut aussiehst, kurz unter deinen Armen riechst und dir den Mund noch mal mit Zahnpasta ausspülst, damit den anderen bloß nichts abschreckt. Und da sind sie, unsere Ängste, diese kleinen fiesen Arschlöcher.

Sie sind unser Endgegner, wenn es um Körperlichkeit geht. Die Ängste davor, etwas falsch zu machen, dem anderen nicht zu genügen oder unerfahren zu wirken, beeinflussen unser Handeln meistens, ohne dass wir es bemerken. Wir haben Angst, dass wir dem anderen nackt nicht mehr gefallen, dass unser Brüste oder Schwänze zu klein sein könnten und der Bauch zu groß. Wir zerbrechen uns alle lieber stundenlang vor, während und nach dem Date den Kopf darüber, ob wir dem anderen genügt haben, und vergessen uns selbst dabei. Warum ist das eigentlich so? Wann haben wir angefangen zu lernen, dass es uns wichtiger sein muss, im Bett gut auszusehen, statt uns gut zu fühlen? Das geht ja leider Hand in Hand, man kann sich nur gut fühlen, wenn man sich selbst mag. Also sollte jeder lernen, sich selbst zu mögen. Dann wäre die Welt sowieso eine bessere. Ich kann die Aufregung ja sehr verstehen, die gehört dazu, alles andere wäre auch langweilig, aber es macht wirklich mehr kaputt, als dir lieb ist, wenn du dich die ganze Zeit fragst, ob deine Haare richtig sitzen. Frag dich lieber mal, warum der Mensch mit dir nach Hause geht, wenn er dich nicht attraktiv finden würde. Er steht auf dich, du stehst auf ihn. Schalte die Zweifel aus, und ran an den Speck!

Der Begriff Vorspiel sagt schon viel aus – man spielt miteinander, bevor es zum eigentlichen Sex kommt. Und dabei nehmen die Hände und der Mund vermutlich die wichtigste Rolle ein, weil man den Körper des anderen kaum besser erforschen kann.

Lippen und Zunge lassen dich den anderen fühlen, schmecken und riechen. Man nimmt jede noch so kleine Körperreaktion und Berührung wahr und kann so die geheimsten und empfindlichsten Stellen des anderen entdecken. Küssen, Lecken, Knabbern, Beißen, Saugen, alles ist erlaubt, Tabus gibt es eigentlich nicht, außer sie werden dir signalisiert. Und man kann so viel dabei lernen! Zum Beispiel, ob man den anderen wirklich riechen kann. Weil man endlich Hautstellen findet, die nicht nach Parfüm, Aftershave, Cremes und Lotionen riechen, sondern nach ebendiesem einen Menschen. Dieser Geruch ist so individuell und besonders. Für viele mag er nicht so wichtig sein, aber ich kann mit keinem ins Bett gehen, den ich nicht riechen kann. Wortwörtlich.

Erlaubt ist dabei alles, es gibt keine Vorgaben und keine Anleitung wie in der BRAVO. Jeder sollte wissen, wie weit er gehen möchte oder eben nicht. Hauptsache, man zeigt das auch. Und davor darf man einfach keine Angst mehr haben.

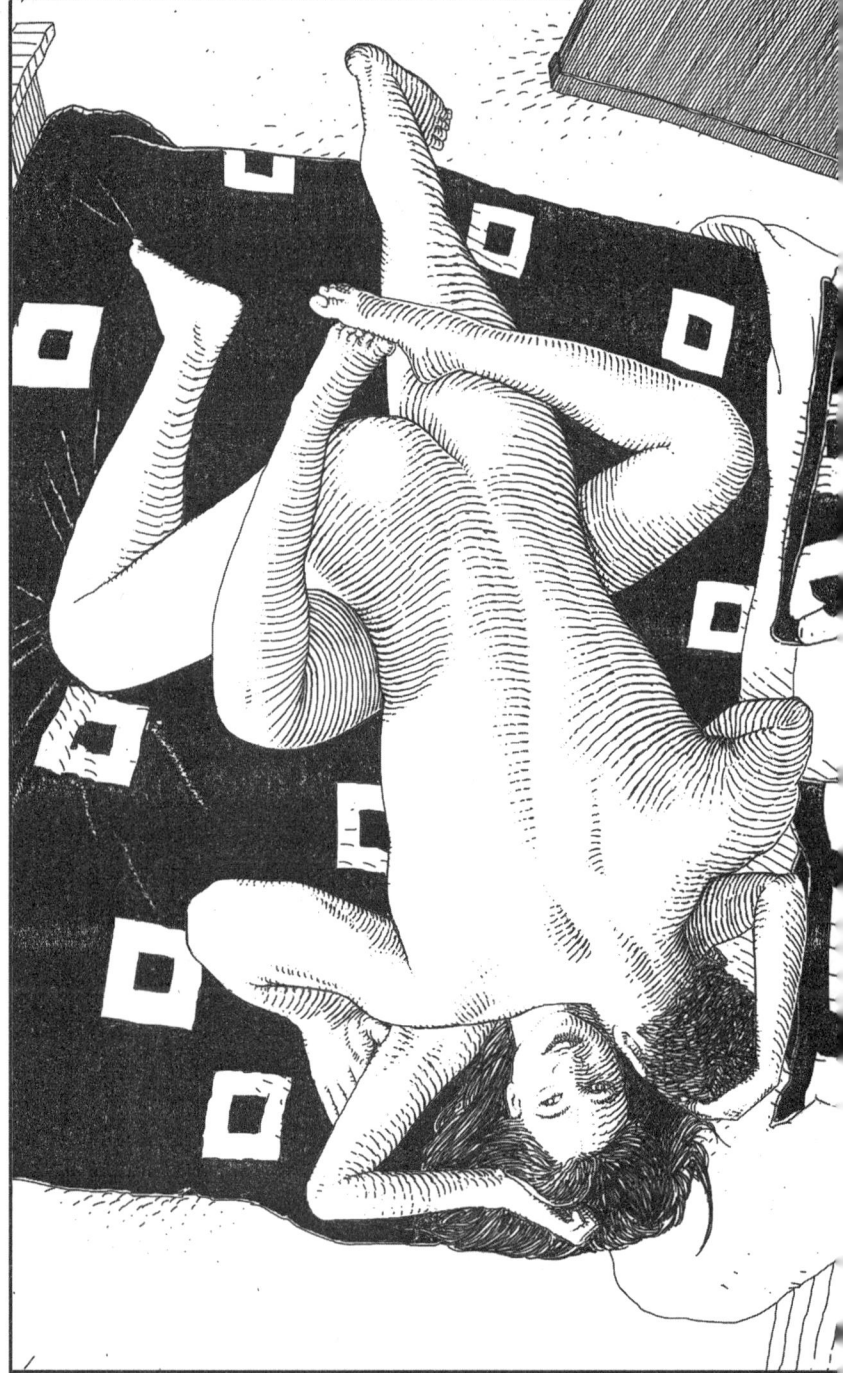

Stellungen –
geht auch ohne Kamasutra

Meine Erfahrungen mit den verschiedensten Stellungen beim Sex sind genauso mit der Zeit gewachsen wie alle anderen Erfahrungen in Bezug auf meinen Körper und Sex auch. Für mich gab es, als ich anfing, Sex zu haben, tatsächlich nicht mehr als die drei klassischen Stellungen, ich oben, er oben, er hinter mir – und einen Ort, das Bett. Wenn ich darüber nachdenke, wo ich mittlerweile schon überall Sex hatte, wirkt das wahnsinnig langweilig. Aber es liegen auch locker zwölf Jahre dazwischen, und es war damals gar nicht langweilig. Wir waren noch so damit beschäftigt, herauszufinden, wie wir uns und Sex finden, dass es gar nicht zur Debatte stand, viel mehr auszuprobieren, weil es ja schon so viel war.

Aber trotzdem hatte ich Stellungen im Kopf und dachte immer, wenn man eine andere Stellung ausprobieren will, dann muss man sich vorher auch mal angucken, wie die geht. Vielleicht im Kamasutra oder so. Lange darüber nachgedacht habe ich aber nicht mehr, weil ich mit jedem weiteren Sexpartner und jeder neuen Erfahrung festgestellt habe, dass man gar nicht über Stellungen nachdenken muss, sondern einfach je nach Stimmung, Ort und Partner rumprobieren kann. Klar, wenn du oben bist und selbst den Rhythmus vorgibst, fühlt sich das ganz anders an, als von hinten gevögelt zu werden. Fühlt sich aber halt auch nicht bei jedem gleich an, kommt ja immer auf die Vorlieben des Partners an. Oder auf den Penis. Deswegen kann ich auch keine Lieblingsstellung oder so nennen. Ist ja auch Quatsch.

Ich habe meine Tage und
will trotzdem Sex – na und?

»Ein guter Pirat sticht auch ins rote Meer.« Der vielleicht blödeste Spruch im Bezug auf Sex während der Menstruation. Irgendwie denke ich ja immer, dass die meisten Männer ein Problem damit haben, wenn ich meine Tage habe und trotzdem Bock auf Sex habe. Das stimmt aber einfach nicht. Den meisten Männern ist es einfach total egal, solange es mir auch egal ist. Es sind oft Frauen, die das ablehnen.

Natürlich habe ich auch Verständnis dafür. Kommt auch immer darauf an, wie man so drauf ist. Wenn man Pech hat, fühlt man sich scheiße, hat Schmerzen und schlechte Haut. Generelles Unwohlsein ist jetzt nicht die beste Voraussetzung für Sex. Aber das ist bei mir nur die ersten paar Tage der Fall, und dann hab ich noch mehr Lust auf Sex als sonst. Was ist es also, das Frauen dazu bringt, nicht trotzdem einfach zu vögeln?

Als Erstes ist da natürlich das Thema Blut. Allein die Vorstellung, dass man während dem Sex bluten könnte und das Blut dann sowohl am Penis des Partners als auch drumherum kleben könnte, lässt die meisten Frauen innerlich im Erdboden versinken. Dazu kommt natürlich, dass man anders riecht als sonst. Nicht schlecht, nur eben anders, weil Blut halt anders riecht und die Hormone in der Zeit anders spielen als sonst. Trotzdem hat man ja immer Angst, dass das alles den Typen stören könnte. Oder dass er es eklig findet. Und dann nur als Gefallen mit dir schläft. Schwachsinn. Auch hier hilft wie immer, einfach mal nachzufragen und zu reden. Anders kann man das nicht klären. Ob man dann Sex haben will, muss jeder für sich entscheiden.

Und ja, es gibt natürlich auch Männer, die ein Problem damit haben. Am besten sind die Männer, und das habe ich nicht nur einmal erlebt, die nicht mit dir vögeln, weil du noch blutest, sich dann aber von dir befriedigen lassen und dir am liebsten noch ins Gesicht spritzen wollen. Nicht mit einer menstruierenden Frau schlafen wollen, aber mit einer absoluten Selbstverständlichkeit davon ausgehen, dass Sperma im Gesicht vollkommen okay ist. Schon mal drüber nachgedacht? Klar, muss man nicht gleichsetzen, kann man aber, weil das eben genauso zu einer Frau gehört wie das Sperma zum Mann, daran ist nichts eklig, höchstens der Umgang damit.

Vulva, Vagina oder Muschi

Eines der kontroversesten Themen im Bereich Sex. Weil sich oft weder Männer noch Frauen wirklich mit dem weiblichen Geschlechtsorgan auseinandersetzen. Das fängt ja schon beim Namen an. Keiner weiß so genau, was man eigentlich dazu sagen soll. Klar, die Problematik gibt's bei Penissen auch, aber nicht so enorm. Vielleicht, weil generell häufiger über Schwänze gesprochen wird. Schade eigentlich. Mir fällt es auch nicht leicht, einen gängigen Begriff zu finden, den ich frei benutzen kann oder will. Vulva ist sehr klinisch, Scheide (oder Vagina) ist zu eingeschränkt, weil eben nur die inneren Geschlechtsorgane beschrieben werden. Aber es geht um so viel mehr. Die meisten, die ich kenne, sagen Muschi oder Mumu, was ich irgendwie kindisch finde. Aber immer noch besser als abwertende Bezeichnungen wie Fotze, Lustgrotte oder Schmuckkästchen. Jungs, hört gut zu, es ist nicht erotisch, wenn ihr davon redet, euer »Schwert« in ihrer »Lustgrotte« zu versenken. Nur mal so am Rande.

Also ich benutze, je nach Situation, andere Namen. Und dann gibt's da ja noch die Bezeichnungen der einzelnen Teile. Zum Beispiel die inneren und äußeren Schamlippen. *Scham-*

lippen. Die Bezeichnung ist wohl das beste Beispiel dafür, wie viele Probleme der Mensch mit der Benennung der weiblichen Geschlechtsorgane hat. Aber ändern lässt sich das ja auch nicht so einfach. Klar, es gibt auch hier andere Begriffe, Labien ist der medizinische Begriff, Venus- oder Lustlippen alternative Varianten, die sich aber leider nie durchsetzen.

Sehen wir mal von der beknackten Bezeichnung ab, sind die äußeren und inneren Schamlippen echt großartig. Sie sorgen nämlich dafür, dass die darunterliegenden, empfindlicheren Schleimhäute geschützt werden. Leider haben echt viele Frauen Probleme mit ihren Schamlippen. Weil sie, wie eben alles andere auch, bei jeder unterschiedlich sind und niemals gleich. Das ist halt so. Manchmal sind die inneren größer als die äußeren und manchmal ist es andersrum. Manche sind dick, manche dünn, manche sind zartrosa und manche viel dunkler. Das seltsame Schönheitsideal einer perfekten Muschi ist so absurd. Ich frage mich, wer das irgendwann mal festgelegt hat. Muss ein ziemliches Arschloch gewesen sein.

Es ist aber am Ende auch scheißegal, wie du sie nennst oder wie sie aussieht, wenn du nicht weißt, was sie ist! Dass nicht alle Männer bis ins kleinste anatomische Detail wissen, was eine Vulva so ausmacht, ist ja noch zu verzeihen. Dass du es nicht weißt, wenn du eine Frau bist, ist auch zu verzeihen, sollte aber sofort geändert werden. Am besten vorgestern.

Die Vulva ist, genau wie der Penis, ein Wunderwerk der Natur. Und jede einzelne ist so einzigartig wie der Rest der Frau.

Dass wir uns da sehr offensichtlich von Männern unterscheiden, ist klar. Mir geht es eher darum, dass du dich so weit selbst kennst, dass du auch genau weißt, was passiert, wenn du einen Orgasmus bekommst. Oder wenn du keinen bekommst.

Ich habe ein paar Jahre dafür gebraucht, um mich selbst

kennenzulernen. Vor allem meine Vulva und wie sie am besten stimuliert wird. Und das ist vollkommen normal. Du kannst noch so viele Bücher und BRAVO-Magazine gelesen haben, die Theorie bringt dir absolut gar nichts, wenn du in der Praxis nicht weißt, worum es geht. Klar wird überall erklärt, wie wichtig die Klitoris bzw. der Kitzler ist und man durch Reibung desselben zum Orgasmus kommt, aber weißt du denn, ob das bei dir auch so ist? Nee, kannst du auch nicht wissen, bevor du es nicht ausprobierst, ob alleine oder zu zweit, ist egal.

Ich habe wirklich alles über mich gelernt, als ich angefangen habe, mich selbst zu befriedigen. Falls du dich noch nie selbst angefasst hast, solltest du damit anfangen. Daran ist nichts verwerflich oder komisch. Keiner muss das tun, es wird dir aber helfen, dich selbst zu verstehen und herauszufinden, was du magst. Was hast du eigentlich für ein Verhältnis zu deiner Vulva? Hand aufs Herz. Ich glaube nämlich, dass Menschen, in diesem Fall Frauen, oft wirklich ein sehr komisches oder sogar gestörtes Verhältnis zu ihrem Körper, also auch zu ihren Geschlechtsorganen haben. Das lässt sich vielleicht nicht einfach so ändern, aber einen Anfang kann man ja mal machen. Und dafür sind Erfahrungen mit anderen und auch der Austausch nicht unwichtig.

Ey, wo ist eigentlich dein G-Punkt?

So richtig witzig finde ich bis heute die Suche nach dem sogenannten G-Punkt. Mal ganz ehrlich. Da hat in den 50ern irgendein *Mann*, genauer gesagt Ernst Gräfenberg, einen Artikel darüber veröffentlicht, dass es angeblich irgendwo innerhalb der Vagina, an der Scheidewand Richtung Bauchdecke, einen Punkt geben soll, der etwas fester und gerippt sein soll.

Dieser Punkt soll wesentlich erogener und empfindlicher sein und maßgeblich für vaginale Orgasmen bzw. weibliche Ejakulationen verantwortlich sein. Soso.

Das erste Mal habe ich natürlich in der BRAVO vom G-Punkt gelesen. Wo auch sonst. Ich hatte keine Ahnung, was das sein soll, weil ich ja auch noch keinen Sex hatte. Als ich dann Sex hatte, wusste ich immer noch nicht, wo oder was dieser Punkt eigentlich sein sollte. Und jeder sagte etwas anderes darüber. Manche glaubten nicht an seine Existenz, andere waren sich sicher, dass nur manche Frauen ihn hatten. Wieder andere behaupteten, es gäbe bestimmte Tricks, um ihn zu erreichen, was einiges an Übung erfordere. Aber keiner konnte so wirklich eine klare Aussage dazu treffen.

Wissenschaftlich bewiesen wurde die Existenz bis heute nicht. Mir war das alles zu konfus, also beschloss ich, dass ich entweder zu den Frauen gehörte, denen das Glück eines G-Punktes nicht zuteilwurde oder es ihn einfach nicht gab, was ich für wahrscheinlicher hielt. Dank Timo bin ich aber mittlerweile davon überzeugt, dass es vaginale, also innenliegende Punkte gibt, die definitiv ähnlich sensibel auf Berührung und Druck reagieren wie die Klitoris. Zu Timo später mehr …

Fingern

Dass ich darauf stehe, wenn mich jemand mit der Hand befriedigt, war mir schon relativ früh klar. Zumindest in meiner Fantasie. Damit meine ich nicht unbedingt nur ein bisschen Kitzler streicheln, sondern viel mehr. Fingern ist nämlich mehr. Nur mal kurz einen Finger rein, raus bringt es nicht. Viele haben keine Ahnung, was sie da eigentlich machen, und bohren in dir rum, als würden sie etwas suchen oder hätten vor, dir deine Scheideninnenwände abzukratzen.

First of all und wie immer, checkt doch bitte erst mal ab, ob die Frau Bock drauf hat. Und wenn es schon mal zu dieser Frage kommt, gib als Frau verdammt noch mal eine ehrliche Antwort. Wenn du keine Lust auf Fingern hast, musst du das sagen. Und wenn du Lust drauf hast und er nicht weiß, was er da macht, dann sei hier genauso ehrlich. Aber nett ehrlich. Zeig ihm, was du magst. Wie viele Finger er nehmen und was er damit machen soll. Wie schnell er sie bewegen soll, wie tief er gehen kann (okay, das hängt auch etwas von der Anatomie seiner Hand ab) und ob er dich dabei auch noch klitoral befriedigen soll oder nicht. Das kannst auch du übernehmen, dann kann er sich ganz auf seine Finger in dir konzentrieren.

Es gibt eine Urban Myth, dass Frauen auch ejakulieren können. Aber ist das wirklich nur so ein Gerücht, das von der Pornoindustrie und prahlenden Männern in die Welt gesetzt wurde, oder ist da doch was Wahres dran? Ich habe vom Squirten das erste Mal gehört, als ich einen Porno mit zwei Frauen geguckt habe. Die eine fingerte die andere relativ heftig, bis sie schreiend ein paarmal hintereinander abspritzte. Und ich habe mich wirklich gefragt, ob sie pinkelt oder ob das wirklich eine andere Flüssigkeit ist. Ich hatte einfach keine Ahnung davon, und die Vermutung liegt ja nahe. Also habe ich angefangen zu recherchieren und habe herausgefunden, dass es tatsächlich möglich sein soll. Anscheinend passiert das nicht so häufig bei Frauen, aber ab da habe ich mich natürlich gefragt, ob ich dazu auch in der Lage bin. Angesprochen habe ich das aber bei niemandem. War mir jetzt auch nicht so wichtig, das herauszufinden …

Squirten – Timo

Timo ist Fußballer. Aber kein Profi, dafür reicht es nicht. Ich hab ihn in einem der Clubs, in denen ich arbeite, kennengelernt. Timo ist klein. Und das nervt ihn, wie es die meisten Männer nervt. Verständlich, kleine Männer haben es vermutlich ähnlich schwer wie sehr große Frauen. Sie fallen aus dem Rahmen der gängigen Schönheitsideale, und somit sinkt ihr Marktwert. Voll bescheuert. Mir ist es egal, dass er klein ist.

Timo ist mein erstes echtes Date seit Ewigkeiten. Wir treffen uns in Friedrichshain und gehen vietnamesisch essen. Dumme Idee, weil das Essen echt nicht elegant und ohne die Hälfte dabei fallenzulassen zu essen ist, und irgendwie ist das Lokal klein, eng und hell. Ich fühle mich unwohl, aber Timo ist souverän und fragt, ob wir einfach in die Bar gegenüber gehen wollen. Er holt uns Cocktails, wir reden und knutschen ein bisschen. Er ist irgendwie süß, weil er mir viele Komplimente macht und damit ganz offensichtlich versucht, mich rumzukriegen. Ich weiß aber auch da schon, dass ich mit ihm vögeln will, nicht mehr und nicht weniger. Und das sage ich ihm auch. Er lacht nur. »Dann kann ich ja auch aufhören, dir Honig um deinen schönen Mund zu schmieren.« Ja, Schleimer, kannst du. Timo kommt aus einer anderen Welt als ich, und das macht es für mich so spannend. Weil sich nichts, was wir machen, jemals überschneiden wird. Wir kennen weder die gleichen Menschen, noch gehen wir in die gleichen Clubs oder Bars. Das ist perfekt, weil ich mir so auch keine Gedanken darüber machen muss, ob das irgendjemand mitbekommt. Ich habe nämlich echt keine Lust, über mein Date zu reden. Geht ja auch keinen was an.

Geklärt, dass wir beide Lust auf Sex haben, wäre ja schon mal. Kann's doch eigentlich losgehen, oder? Aber Timo ist altmodisch und bringt mich mit einem Taxi nach Hause. Kein

Sex beim ersten Date, ist seine Devise. Menno. Aber wir verabreden uns für den übernächsten Abend bei ihm. Doch das Spiel kann ich auch, und weil ich irgendwie trotzig bin, sage ich ihm an dem Tag ab. Ist natürlich total bescheuert, weil ich mich damit ja auch selbst bestrafe, das ist mir aber ein bisschen egal.

Dafür steht er einen Tag später in dem Club, in dem ich arbeite, vor mir. Fuck, warum hab ich das nur erwähnt?! Ich mache ihm ziemlich deutlich klar, dass ich so was beim Arbeiten echt nicht gebrauchen kann. Versteht er auch, aber er denkt nicht mal daran, zu gehen, sondern mischt sich unter das Publikum. Gegen Ende der Nacht habe ich ihn vergessen. Ich packe müde meine Sachen zusammen und verabschiede mich von meinen Kollegen. Draußen dämmert es. Hoffentlich kommt gleich mein Taxi. »Komm, ich fahr dich heim«, sagt Timo, der vor dem Club auf mich gewartet hat. Selbst wenn ich nicht mit ihm schlafen wollen würde, das Angebot kann ich nicht ausschlagen. Im Auto reden wir ein bisschen über dies und das, und dann sagt er ganz beiläufig: »Ach so, wir fahren zu mir, ist doch okay, oder?« Ja, voll okay.

Er wohnt in einer frisch sanierten Dreier-WG mit zwei anderen Jungs. Sein Zimmer sieht aus wie eine Mischung aus einem IKEA-Katalog und dem Flohmarkt am Boxhagener Platz. Ein komischer Mix aus Vintage- und Pressspanmöbeln. Alles ist akribisch sauber und ordentlich. Das Bett ist akkurat gemacht, ich glaube, meins würde nicht mal so aussehen, wenn ich mir die allergrößte Mühe geben würde. Er nimmt mir meine Jacke ab und bietet mir etwas zu trinken an. So höflich. Ich küsse ihn lieber. Irgendwie küsst er komisch. Seine Zunge lässt er nie weiter in meinen Mund, und irgendwie öffnen wir unsere Münder nie gleichzeitig. Na ja, kann ja vielleicht noch werden. Wir fallen auf sein Bett und ziehen uns aus. Ich mag seinen Körper, auch die typischen muskulösen Fußballer-O-Beine. »Dreh dich auf den Bauch und mach die Augen zu«, flüstert er mir ins Ohr. Ich habe nur noch meinen Slip an. Er steht auf und kramt irgendwo im Zimmer herum und kommt wieder zum Bett. Ich merke, wie Öl auf meinen Rücken tropft. Woher weiß er, dass ich mir seit Stunden eine Massage wünsche? Er fängt an, meinen gesamten Rücken einzuschmieren und mich mit seinen kräftigen Händen durchzukneten. Ich entspanne mich sofort. Hoffentlich schlafe ich nicht ein. Langsam wandert er immer wieder über meinen Po zu meinen Beinen, manchmal streift sein Daumen die Stellen zwischen meinen Beinen. »Dreh dich auf den Rücken, Nina!« Gesagt, getan. Er verreibt mehr Öl zwischen seinen Handflächen, bis sie ganz warm sind. In kreisenden Bewegungen arbeitet er sich über meine Schultern, meine Brüste, den Bauch und die Hüften, bis er mir den Slip auszieht und mir ein Kissen unter die Hüften legt.

Mein Herz klopft schneller, ich bin angespannt, weil ich es kaum erwarten kann, dass er weitermacht. Er kniet sich zwischen meine Beine und massiert meinen unteren Bauch und meine Oberschenkel. Mein Atem wird schwerer. Ich gucke ihm zu, das Bild ist heiß. Das Öl auf meiner Haut schimmert in dem sanften Licht. Mit den Daumen massiert er meinen Venushügel und wandert immer tiefer. Die einzelnen Bewegungen gehen dank des Öls ineinander über, und so fühlt es sich an wie eine einzige fließende Bewegung. Ich genieße das und entspanne mich wieder vollkommen, und dann sind auf einmal seine Finger in mir, ich weiß nicht genau, wie viele, zwei oder vielleicht auch drei. Er krümmt sie leicht nach oben und massiert mich quasi von innen. Seine andere Hand liegt noch immer auf meinem Unterbauch und übt parallel über der anderen leichten Druck von außen aus. Meine Muskeln spannen sich an, er wird langsamer und wartet, bis sie sich wieder entspannen. Ich atme wieder ruhiger. In kleinen Wellen schwappt das Gefühl eines ganz anderen Orgasmus in mein Bewusstsein. Er berührt nicht mal meine Klitoris, kann es wirklich sein, dass er mich so zum Kommen bringt? Es wäre so gut. Durch das Kissen unter mir wird das Gefühl irgendwie intensiviert. Mich wundert ein bisschen, dass er das Tempo nicht erhöht, denn so funktioniert es sonst auch immer. Und dann kommt mir der Gedanken, dass er das vielleicht gar nicht muss, und höre einfach auf zu denken. Seine Finger in mir krümmen sich noch etwas mehr, und auf einmal, als ich ganz ruhig und gedankenlos genieße, wird er schneller und fester und trifft einen Punkt, den ich so noch nie gespürt habe. Ich gucke ihm überrascht dabei zu und richte mich stöhnend auf meine Ellenbogen. Was zur Hölle macht der da?? Ich kann an nichts mehr denken, kralle mich im Bettlaken fest. Schweißtropfen perlen an dem Öl ab und rollen zwischen meinen Brüsten Richtung Bauch. Mein Atmen ist eher eine Mischung aus Stöhnen und Keuchen. Und dann entlädt sich die ganze Spannung, als er ein letztes Mal mit seinen Fingerkuppen diesen verrückten Punkt erwischt und ich aufschreien muss und merke, wie es zwischen meinen Beinen nasser wird, und beobachte wie aus der Perspektive einer dritten Person, wie er doch noch zweimal zustößt und ich wirklich, tatsächlich, so heftig komme, dass ich squirte.

Als ich die Augen wieder aufmache, bin ich fast davon überzeugt, dass ich mir das eingebildet habe, aber das nasse Kissen, auf dem ich jetzt seitlich liege, ist der Beweis. »Hast du mich gerade echt zum Squirten gebracht?«, frage ich ihn etwas ungläubig. Er grinst selbstgefällig, nickt nur und reicht mir eine Wasserflasche. »Immer schön viel trinken!«

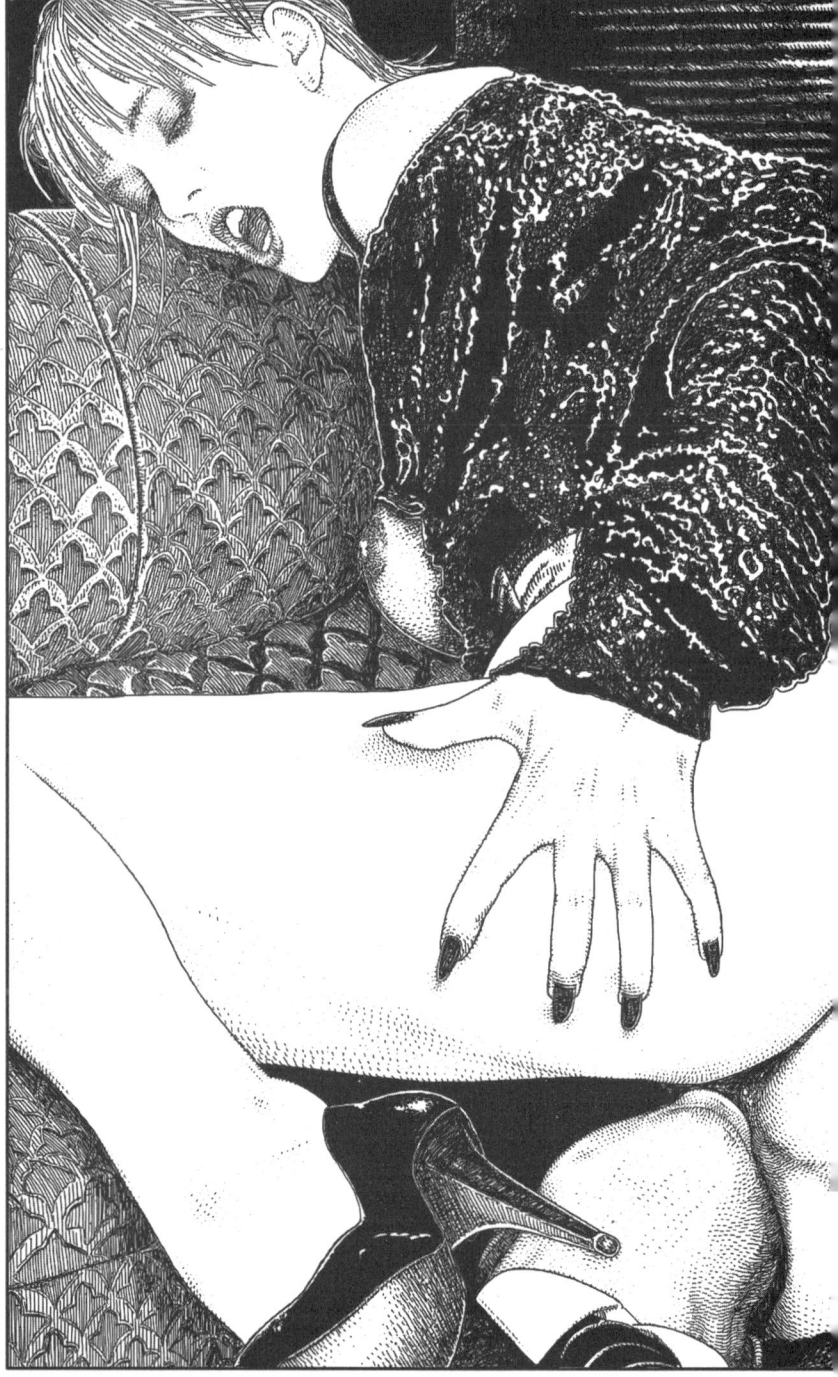

Lecken

Mal ganz ehrlich. Wer von euch Männern hat sich schon mal eingehend Gedanken darüber gemacht, wie ihr es schafft, eine Frau richtig oral zu befriedigen? Natürlich schreit ihr jetzt alle ganz überzeugt: »Hier, ich!« Nee, ist klar, genau du nämlich nicht. Ich will hier nicht alle über einen Kamm scheren, das wäre gemein und vermessen, aber es ist de facto so, dass die meisten Männer davon überzeugt sind, die Weisheit über die weibliche Sexualität mit Löffeln gefressen zu haben und trotzdem nicht mal wissen, wo der Kitzler liegt.

Es gibt massenweise Tipps im Internet zu dem Thema, viele sind ordinär oder nicht ernst zu nehmen, die meisten aber schlichtweg falsch. Um die Komplexität eines weiblichen Orgasmus zu verstehen, muss Mann erst mal damit aufhören, von sich selbst bzw. von seinem Penis auszugehen. Wir haben keinen Schwanz, die Stimulation funktioniert ganz anders, individuell natürlich sowieso.

Als ich am nächsten Abend mit meiner Mitbewohnerin angesoffen in der Küche saß und von dem scheiß Erlebnis berichtete, stellten wir uns ein paar Fragen: Wie zur Hölle kann es sein, dass das Thema Orgasmus, Fingern, Lecken und Co. so enorm präsent ist und es trotzdem nicht bis in die Köpfe gelangt? Wie kann es sein, dass Frauen immer noch Orgasmen vorspielen, statt ganz selbstbewusst ihren Orgasmus einzufordern? Und wie kann es sein, dass Männer oft nicht empathisch genug sind, um herauszufinden, was die Frau befriedigt? Weil Männer oft als dominanterer, aktiver Part beim Vögeln agieren, aber sonst eher passiv bleiben? Warum gehört die orale Befriedigung des Mannes meistens zum Sex dazu, und die der Frau nicht? Das Beste am Sex ist doch, gemeinsam rauszufinden, was den anderen zum wahnsinnigen Höhepunkt treibt.

Wenn ich einem Mann einen blase, dann läuft das nicht nach Schema F. Jeder Mann und jeder Penis ist anders, und damit meine ich nicht nur Aussehen oder Größe. Es gilt, während des Blowjobs die sensibelsten Stellen und Momente zu finden. Welcher Rhythmus ist der richtige? Wie viel Spucke ist angebracht, nehme ich die Hand dazu, und wie achte ich gleichzeitig darauf, meine Zähne nicht einzusetzen? Das hängt auch noch alles von der Stimmung ab, der Blowjob besoffen nach der Disco ist ein anderer als der unter der Dusche.

Und genau, wirklich genau das Gleiche erwarte ich von meinem Sexpartner. Nicht jede Frau kommt, nur weil du wie bescheuert über ihren Kitzler rubbelst (falls du ihn gefunden hast) oder ihr einen Finger reinsteckst. Ich persönlich stehe total drauf, wenn man mich klitoral mit der Zunge und vaginal mit mindestens zwei Fingern befriedigt, ja, das geht auch parallel. Dabei ist, genauso wie beim Blowjob, der Rhythmus extrem wichtig. Und der richtige Druck. Ich will dabei viel spüren. Aber das ist halt meine Meinung, andere Frauen, andere Spielregeln.

Generell ist es gut, Spannung aufzubauen. Fang langsam an, finde raus, was sie mag, worauf sie reagiert und was ankommt. Viele Frauen haben die latente Angst, dass es zu lange dauern und du dich vielleicht langweilen könntest. Das ist totaler Quatsch, aber eben oft ein Problem, weil allein solche Gedanken dazu führen, dass man sich einfach nicht locker machen kann. Also nimm dir bitte die Zeit, das Ziel ist ja ihr Orgasmus, egal, wie lange es dauert. Keine Frau wird dabei anfangen, dir was vorzuspielen, wenn sie das Gefühl hat, dass du dich wirklich darauf konzentrierst.

Bevor du irgendetwas machst, bei dem du dir unsicher bist oder du die Reaktionen nicht deuten kannst, frag einfach.

Keiner kann dir sagen, worauf sie steht, außer sie selbst. Klar kostet es Überwindung, im Bett offen zu reden, aber wenn nicht hier, wo sonst? Also springt über euren Schatten und fangt an zu kommunizieren. Das gilt für alle Beteiligten. Ihr werdet doppelt so viel Spaß miteinander haben. Versprochen!

Leck mich doch – Oli

Wir stehen knutschend im Hausflur. Die Briefkästen in meinem Rücken sind unangenehm, und mir ist in meinem dicken Wintermantel viel zu heiß, liegt aber eher an Oli als an zu viel Stoff. Er küsst so gut, oh, er küsst so gut. Er beißt mir leicht in die Lippe und fragt mich leise, ob ich nicht doch noch mit nach oben kommen will, während seine eine Hand unter meinen Pulli wandert. Er streift meine Brust, ganz leicht, trotzdem merke ich es durch den BH hindurch und zucke zusammen.

Diese Berührung ist so zart und unschuldig, und gleichzeitig verspricht sie eine ganze Welt voll mit Lust und Sex und Leidenschaft und Schlaflosigkeit, nur zwei Stockwerke und eine Wohnungstür entfernt. Fuck, ich bin echt untervögelt. Eigentlich wollte ich nicht mit zu ihm, eigentlich will ich mit keinem Typen nach dem ersten Date nach Hause. Eine dieser Regeln, die man viel zu oft bricht. Aber er küsst eben gut, und ich hatte so lange keinen Sex mehr. Und wer sagt denn eigentlich, dass man nach dem ersten Date nicht gleich miteinander schlafen sollte? Ich war noch nie gut in diesem »Hard to get«-Spiel. Also lasse ich mich von Oli die Treppen hochziehen. Wir brauchen lange, auf jedem Absatz bleiben wir stehen, um zu knutschen. Eine Schwäche für gute Küsser hatte ich schon immer. Ich wage ja zu behaupten, dass gute Küsser auch leidenschaftlich im Bett sind. Obwohl vermutlich jeder von sich selbst behaupten würde, dass er ein guter Küsser ist. Sagt einem aber ja auch keiner, wenn man nicht gut küsst.

Oli sucht ewig seinen Schlüssel, Zeit genug, um noch mal kurz zu überlegen, ob ich nicht doch lieber schnell die Biege machen sollte. Zu spät, die Tür ist auf, wir gehen rein. Es ist kurz etwas befremdlich und auch irgendwie unangenehm, weil uns in dem Moment dann doch bewusst wird, wie wenig wir uns kennen. So ist es, in einer fremden Wohnung mit einer fremden Person zu stehen. Wir trinken in der Küche noch ein Bier und küssen und reden, um uns wieder anzunähern, und irgendwann gehen wir in sein Zimmer.

Wir liegen auf seinem Bett, er fragt, ob er mich ausziehen darf, und fängt schon währenddessen damit an. Ich lasse mich darauf ein. Ganz langsam und vorsichtig zieht er mir jedes Kleidungsstück einzeln aus. Dazwischen küsst und leckt er über jede neue nackte Stelle, das ist verdammt gut. Irgendwann habe ich nur noch meinen Slip an, und er nimmt sich unfassbar viel Zeit dafür. Zentimeter für Zentimeter arbeitet er sich an meinen Oberschenkelinnenseiten entlang. Das macht mich wahnsinnig, hoffentlich hört er damit nicht auf, wenn ich keinen Slip mehr anhabe.

Er zieht ihn mir bis zu den Knien runter, yeah, finally, und fängt an, mich zu lecken. Oder zumindest denkt er, dass er das tut. Ja er leckt – nass und unkontrolliert vergräbt er sein Gesicht zwischen meinen Beinen und schafft es tatsächlich, dabei nicht einmal meinen Kitzler zu berühren. Es ist nicht nur unsexy, es ist ein Desaster. Es ist unangenehm. Genauso unangenehm ist es aber auch, jemandem zu sagen, dass das, was er da gerade macht, wirklich nicht gut ist. Also versuche ich es auf die diplomatische Weise und fange an, ihn mehr zu dirigieren. Ich zeige ihm mit meinen Fingern, wo mein Kitzler ist, und rate ihm, mehr Druck auszuüben und die Zunge mehr und gezielter zu bewegen.

Aber egal, was ich sage, Oli ist beratungsresistent und schlabbert unbeirrt weiter. Irgendwann schiebe ich enttäuscht seinen Kopf zur Seite und ziehe meinen Slip wieder hoch. Die Lust auf Sex ist mir vergangen. Komisch. Versteht Oli anscheinend auch nicht und guckt mich irritiert an. »Was hast du denn auf einmal?«, fragt er mich. Ernsthaft?

Ich erkläre ihm mein Problem, aber seine Antwort ist nur: »Bis jetzt hat sich noch keine beschwert, muss wohl an dir liegen!« Ich fasse es nicht. Dafür hätte er ein Leben lang schlechte Blowjobs verdient. Oder mindestens eine saftige Ohrfeige. Oder beides.

Eigentlich hätte ich ihm gerne dabei geholfen, mich zum Orgasmus zu bringen, aber jetzt wollte ich einfach nur nach Hause. So viel zu meiner Theorie der guten Küsser. Von Oli habe ich nie wieder etwas gehört. Besser so.

Penis, Pimmel oder Schwanz

Ich stehe im einzigen Phallusmuseum der Welt, in Husavík in Island. Überall stehen Gefäße mit eingelegten Penissen von allen nur denkbaren Säugetieren der Welt. Vom Pottwal über den Elefanten und den Menschen bis zur Hausmaus, alle sind dabei. Ich muss schon sagen, es gibt wirklich sehr seltsame Penisse, und ich bin mit der menschlichen Ausführung sehr zufrieden. Würden Giraffen aber vermutlich andersrum auch sagen. Trotzdem ist es wirklich faszinierend, was die Natur da auf die Beine gestellt hat.

Eigentlich mag ich den Begriff »Schwanz« nicht. Ich muss immer an Tiere dabei denken, also an die Wirbelsäulenfortsätze von Hunden oder Katzen. Aber was sind die Alternativen?

161

Penis ist klinisch, Pimmel ist kindlich, Phallus ist viel zu wissenschaftlich, und das sagt ja auch wirklich keine Sau. Aber so ist das eben mit der Bezeichnung unserer primären Geschlechtsorgane. Keiner weiß so genau, wie man sie nennen soll, und ich glaube, es gibt auch einfach keinen passenden Begriff, weil es ja an dem leicht beklemmenden Gefühl liegt, nicht an der Namensgebung.

Was ich aber wirklich sehr gerne mag, sind Schwänze. Das kann man auch ruhig einfach mal so sagen. Und hier ist das genauso wie mit dem Rest unseres Körpers. Jeder ist einzigartig anders. Erst mal ist es ein wahnsinnig faszinierender Körperteil. Ich meine, wie verrückt ist es denn eigentlich, dass in den Dingern Schwellkörper liegen, die allein durch einen anregenden Gedanken mit Blut gefüllt werden, um dem dazugehörigen Besitzer bei dem Fortpflanzungsakt behilflich zu sein? Und dann verändert sich dadurch auch noch das ganze Erscheinungsbild. Ein erigierter Penis kann so ganz anders aussehen als ein nicht erigierter, das wissen wir alle. Aber hier gibt es auch noch große Unterschiede. Oft wird zum Beispiel von Blut- und Fleischpenissen gesprochen. Aber mal davon abgesehen, dass es wirklich keine sexy Begriffe sind, was bedeutet das denn überhaupt?

Von einem Fleischpenis wird gesprochen, wenn sich die Größe im erigierten Zustand wenig von der im schlaffen Zustand unterscheidet. Von einem Blutpenis wird gesprochen, wenn sich die Größe durch eine Erektion erheblich verändern kann, und zwar um das Doppelte bis Dreifache.

Mir war das schon immer egal. Wirklich, ich habe mir noch nie Gedanken darüber gemacht, wenn ich jemanden heiß fand: »Hat er wohl einen Blutpenis oder doch vielleicht einen Fleischpenis?« Hört sich auch einfach irgendwie nach Metzgerei an. Trotzdem sind die Bezeichnungen interessant, weil sie dir beweisen, dass du nicht davon ausgehen kannst, dass ein Mann einen kleinen Schwanz hat, nur weil er im schlaffen Zustand nicht so groß ist. Und wenn wir schon beim Thema sind, woher kommt denn eigentlich dieses Gerücht, dass Sex mit kleinen Schwänzen scheiße ist? Ich war auch mal felsenfest davon überzeugt, dass ich nur von Männern mit großen Schwänzen richtig befriedigt werden kann. Bullshit. Diese Schwanzvergleiche sind eine Erfindung der Männer, die immer Angst haben, ihr Penis sei zu klein.

Tatsächlich ist es doch so, dass auch jede Vagina anders ist und Penisse auch durchaus zu groß sein können! Ob man den Schwanz nicht spürt oder er dir weh tut, ist ja wohl gleichermaßen beschissen. Und was bringt dir eigentlich ein großer Schwanz, wenn der dazugehörige Mann nicht weiß, was er damit machen soll oder auch sonst nicht weiß, wie er dich befriedigen kann? Ob der Penis also klein, groß, dick, dünn, krumm oder gerade ist, sagt absolut nichts darüber aus, wie gut oder schlecht der Sex wird, also streiche das ganz schnell aus deinem Kopf. Es leiden genug Männer unter genau dieser Angst, und die kann man nur gemeinsam überwinden.

Dann gibt es ja auch noch die Hoden. Auch unglaublich faszinierend, da sie immer zwei bis fünf Grad Celsius unter der normalen Körpertemperatur gekühlt liegen. Quasi ein körpereigener Kühlschrank für die Produktion und Lagerung der wertvollen potenziellen Nachkommen. Fun Fact: Sie ziehen sich nicht nur bei Kälte Richtung Körper zusammen, sondern auch oft bei enormer sexueller Erregung, kurz vor dem Orgasmus. Achte beim nächsten Hand- oder Blowjob mal drauf.

Auch spannend: die Vorhaut. Von Natur aus ein beweglliches Hautstück, welches über die Eichel gerollt ist, aber auch zurückgeschoben werden kann. Sie hat eine super

Schutzfunktion und bewahrt die empfindliche Eichel vor äußeren Einflüssen wie Bakterien oder Schmutz. Sie sorgt als Hautreserve dafür, dass sich der Penis bei einer Erektion vergrößern kann, und sie ist mit der Eichel eine der erogensten Zonen beim Mann. Das ist wichtig zu wissen und hilft dir beim Sex ganz bestimmt weiter. Natürlich gibt es auch Männer, die keine Vorhaut mehr haben, oft auf Grund religiöser Beschneidungen im Kindesalter. Das bedeutet aber nicht, dass sie weniger beim Sex spüren. So hundertprozentig kann ich das natürlich nicht sagen. Die beschnittenen Männer, mit denen ich Sex hatte, sagen, dass es vielleicht länger dauert, bis man kommt, weil die Reibung eine andere ist. Die meisten sagen auch, dass sie es hygienischer finden. Ist ein guter Punkt, wenn man sich aber regelmäßig wäscht, sollte das auch mit Vorhaut absolut kein Problem sein. Hihi.

Ob du es lieber magst, wenn er rasiert ist oder eben nicht, sei dir überlassen. Wenn es dich aber stören sollte, weil du bei jedem Blowjob Haare im Mund hast, was ja echt keinen Spaß macht, dann sag das auch, sonst wird sich daran nichts ändern und du versaust dir selbst den Spaß daran, und das will ja wirklich keiner.

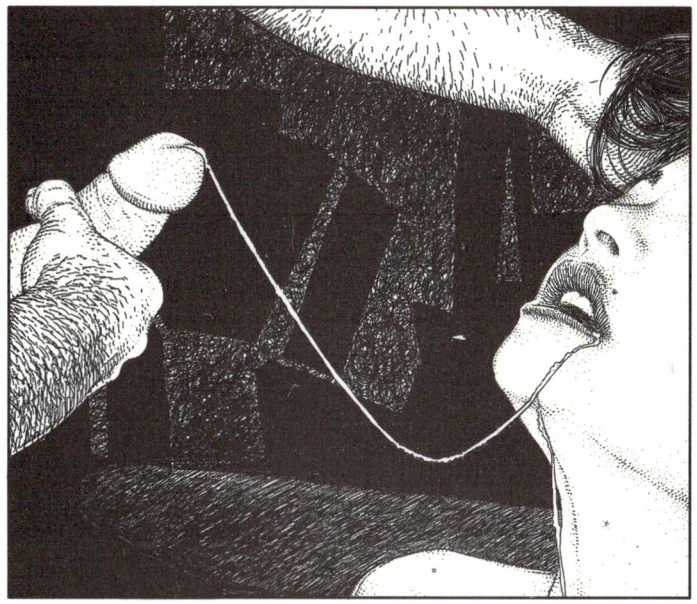

Ich kann mich nicht an meinen ersten Blowjob erinnern. Das ist irgendwie schade, vermutlich war mir einfach nicht so bewusst, dass es einer war. Aber mir war es lange Zeit nicht wichtig, ich wusste auch lange nicht, wie ich das eigentlich anstellen soll. Was muss ich denn eigentlich machen? Warum zur Hölle heißt das denn »Blasen«, und warum stehen so viele Männer so enorm darauf? Erst in meiner Ausprobierphase habe ich realisiert, wie viel Wert die meisten Männer darauf legen, dass du wenigstens einmal ihren Penis in den Mund nimmst. Ich glaube ja, dass es dabei oft gar nicht mal darum geht, dass sie einen tollen Blowjob erwarten, sondern um dieses kleine Machtspielchen. Kann aber auch sein, dass nur ich das so wahrnehme. Aber es sollte nicht darum gehen, sondern vielmehr darum, dass man den Körper des anderen kaum besser erforschen kann als mit dem Mund. Und das Gefühl, die Zunge und Lippen des anderen zu spüren, ist so einmalig, dass man nicht darauf verzichten sollte. Irgendwie liegt es ja auch nahe, dass man den Penis seines Sexpartners auch in den Mund nimmt.

Regel Nummer eins: Achte auf deine Zähne. Es gibt wenig Schmerzhafteres und Unerotischeres, als über den Schwanz reißende Schneidezähne. Du willst ja auch nicht, dass dir jemand in deine Klitoris oder Schamlippen beißt.

Feuchte Träume – Emil

Ihm ist viel zu warm, er weiß aber nicht genau, was ihn geweckt hat, und ist schon fast wieder eingeschlafen, als er merkt, dass sein Schwanz hart ist. Vielleicht hat er etwas Heißes geträumt, er kann sich nicht erinnern, ist aber auch egal, irgendetwas passiert gerade, und es fühlt sich gut an. Bis Emil realisiert, dass er nicht träumt, sondern jemand unter der Decke mit der Zunge von unten nach oben über seinen Schwanz leckt, vergehen noch ein paar Sekunden.

Ganz langsam schlinge ich meine Zunge um seine Eichel und lasse immer mehr Spucke drauftropfen. Mit einer Hand verteile ich etwas davon und schiebe gleichzeitig seine Vorhaut nach unten. Ich zeichne die Verdickung am Übergang von der Eichel zum Schaft nach, umkreise seinen Schwanz langsam. Zu langsam für ihn, er ist ungeduldig, will, dass ich ihn weiter in den Mund nehme, versucht, meinen Kopf mit der Hand auf seinen viel zu harten Schwanz zu drücken. Aber das lässt mich nur kurz innehalten, ich bestimme, wann und wie es weitergehen soll. Ich nehme seine Arme und schiebe sie wieder zur Seite. Mir ist viel zu warm unter der Decke, ich strample sie weg.

Dank der Straßenlaternen ist es nicht ganz dunkel im Zimmer. Emil sieht mich zwischen seinen Beinen knien, ich sehe, wie er mich beobachtet. Mit der Zunge fange ich wieder an, seinen Schwanz zu erforschen, feucht und fest und mit dem Versprechen auf mehr. Er spürt, wie meine Lippen die Eichel ganz umschließen und die Zunge gleichzeitig weiter drumherum kreist.

Ich lasse mir Zeit, arbeite mich Zentimeter für Zentimeter tiefer und mache immer wieder kleine Pausen, was ihn wahnsinnig macht, aber er widersteht dem erneuten Drang, meinen Kopf nach unten zu drücken, weil er nicht noch mal riskieren möchte, dass ich aufhöre. Stattdessen krallt er sich in der Bettdecke fest. Ob ich seinen Schwanz ganz in den Mund nehmen kann?

Meine Lippen sind voll und weich, und ich achte sehr darauf, ihn nicht meine Zähne spüren zu lassen, davor hat er immer ein bisschen Angst, dank schmerzhafter Erfahrungen in der Vergangenheit. Aber er vertraut mir, mittlerweile weiß ich genau, was ich tue. Dass ich ihn einfach mit einem Blowjob wecke, macht ihn an, noch heißer findet er, dass ich wirklich nur meinen Mund benutze, mit den Händen stütze ich mich rechts und links von ihm ab und kontrolliere so auch meine Bewegungen. Nur den Kopf hoch- und runterzubewegen belastet den Nacken enorm, vor allem über einen längeren Zeitraum. Super ist auch, manchmal die Position zu wechseln. Der Winkel ist nicht wirklich optimal, wenn er auf dem Rücken liegt und ich zwischen seinen Beinen knie.

Nach unserem ersten Date gestand Emil mir damals schon, dass er nur auf meine Lippen achten konnte, und während wir uns unterhielten, dachte er nicht nur ans Küssen, sondern auch an meinen Mund und seinen Schwanz.

Meine langen Haare liegen wie ein Vorhang vor meinem Gesicht, aber er will sehen, was ich mache, er liebt es, zu beobachten, wie sein Schwanz immer tiefer in meinem Mund verschwindet. »Binde dir die Haare zusammen, ich will sehen, wie du meinen Schwanz lutschst!«, sagt er zu mir. Ich setze mich kurz auf, die Pause muss er wohl in Kauf nehmen, und mache mir einen unordentlichen Pferdeschwanz. Viel besser. Auch endlich keine Haare mehr im Mund. Ich beuge mich wieder über ihn und nehme seinen Penis in den Mund, immer tiefer, bis ich würgen muss. Das fordert mich nur noch mehr heraus, es immer weiter zu versuchen. Immer wieder, bis der Würgereiz nachlässt, und dann ist dieser eine Punkt erreicht, die Barriere ist irgendwie weg, und sein Schwanz verschwindet komplett in meinem Mund oder schon in meinem Rachen, ich weiß es nicht genau.

Es ist diese Mischung aus totaler Auslieferung und Erniedrigung, die ihn so anmacht, und manchmal schämt er sich, dass er es geil findet, mich zum Würgen zu bringen. Aber die Geräusche dabei machen ihn an. Ich schaue ihn an und ändere meine Position, weil meine Arme langsam weh tun und mein Bein beginnt einzuschlafen. Jetzt liege ich halb neben, halb auf ihm, mein Kopf auf seinem Bauch. Ich fange an, mich mit der einen Hand selbst anzufassen. Sein Schwanz wird irgendwie noch ein bisschen härter, es fühlt sich zumindest so an. Ich atme stoßweise, er nur noch flach. Und ich höre wieder auf, mich zu befriedigen, weil ich mich nicht mehr auf beides konzentrieren kann.

Während ich die Lippen fest um seinen Schwanz geschlossen habe und meinen Kopf hoch- und runterbewege, sauge ich bei jeder Aufwärtsbewegung ein bisschen. An seiner Eichel halte ich kurz inne, spiele mit der Zunge um sie herum und wandere wieder nach unten. Irgendwie entsteht eine

Art Vakuum, das Gefühl ist so intensiv, er weiß, dass er gleich kommen wird, am liebsten in meinem Mund, aber vorher fragt er mich, auch wenn er schon oft in mir gekommen ist. Ich bedeute ihm nur mit einem Nicken, dass es für mich okay ist, und genau in dem Moment werde ich noch ein bisschen schneller, spanne meine Lippen noch ein wenig mehr an, und er kann es nicht mehr kontrollieren. Dabei will er eigentlich nicht, dass es schon vorbei ist, aber dafür ist es zu spät, jeder Nerv ist gereizt. Ich sauge, meine Zunge bewegt sich weiter, und als ich Emils Schwanz noch mal ganz tief in den Mund nehme, bekommt er Gänsehaut, jeder Muskel ist angespannt, und es ist eine Mischung aus Explosion und Erlösung, als er in meinem Mund kommt. Ich höre aber auch nicht sofort auf, mache kurz weiter, er zuckt zusammen, alles ist empfindlich, der Orgasmus dauert so einen Moment länger. Sein Sperma ist irgendwie bitter und belegt meine Zunge. Ich trinke etwas. Irgendwie spannend, gestern hat sein Sperma noch ganz anders geschmeckt. Die Decke liegt auf dem Boden, ich ziehe sie hoch, drehe mich zu ihm und schlafe wieder ein.

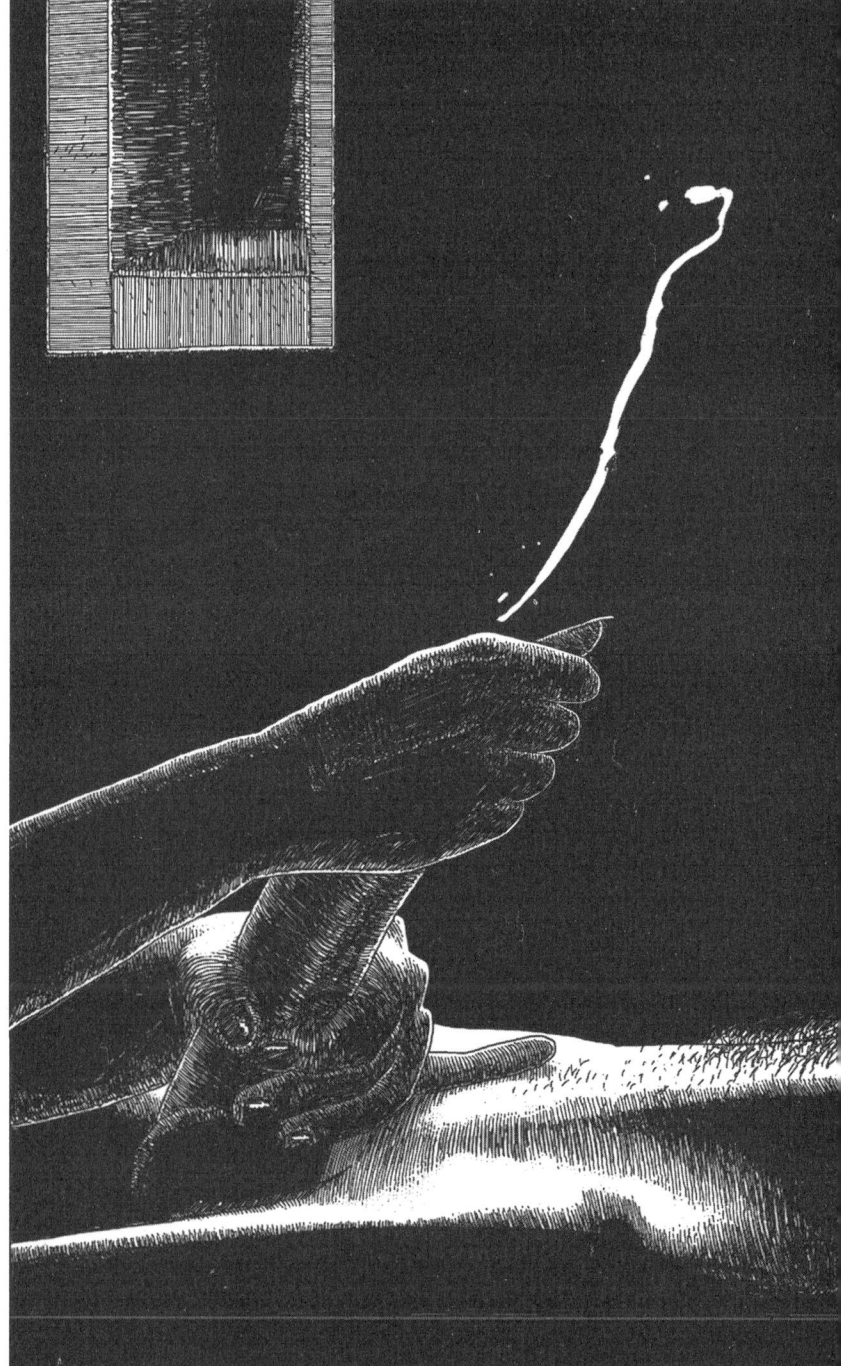

Handjob

Man denkt ja immer, dass es supereasy ist, einem Mann einen runterzuholen. Ich habe Männern schon oft genug beim Sex dabei zugeguckt, hoch, runter, flapp-flapp-flapp. Kann ja nicht so schwer sein. Und jetzt frage ich mich, woher ich wohl diese Überheblichkeit genommen habe. Klar, ich bin selbstbewusst und gehe einfach mal davon aus, dass ich es kann. Aber es ist doch nicht sooo einfach, wie es aussieht.

Regel Nummer eins: Vermeide immer einen trockenen Handjob. Das ist genauso wichtig wie bei Frauen. Zu trocken ist einfach unangenehm und führt wenn dann nur zu Schmerzen, nicht zum Höhepunkt. Außerdem macht es die Bewegung geschmeidiger. Du kannst deine Spucke dafür nehmen. Oder seine. Oder Öl. Oder Bodylotion. Wobei man hier mal einen Blick auf Inhaltsstoffe werfen sollte, hautreizende Sachen sind echt nicht zu empfehlen. Ich persönlich finde extrem riechende Hilfsmittel richtig ätzend, weil man nichts anderes mehr riecht. Meine Favoriten sind Spucke, geruchsneutrales Öl und Gleitmittel. Bei Öl bitte darauf achten, dass es kondomfreundlich ist, falls ihr vorhabt, danach noch zu vögeln, Öl macht die meisten Kondome nämlich porös.

Wenn das alles stimmt, kannst du anfangen. Beobachte ihn und versuche herauszufinden, welche Geschwindigkeit und welchen Druck er gut findet. Wenn du das nicht erkennen kannst oder du keine Geduld hast, es herauszufinden, dann lass es dir von ihm zeigen. Das ist für beide die sicherste Variante. Wenn du das erst mal gecheckt hast, kannst du nur noch dazulernen und verschiedene Variationen ausprobieren. Mit beiden Händen zum Beispiel. Zwischen den Brüsten. Abwechselnd Hand und Mund oder beides gleichzeitig.

Genau wie beim Blowjob sollte vorher abgeklärt sein, ob

du ihm einen runterholst, bis er kommt, und wenn ja, wo und wie er kommt. Nicht jeder steht auf Sperma, erst recht nicht im Mund. Vor allem, wenn man sich nicht so gut kennt.

Abspritzen/Sperma

Ich steh auf Sperma. Wenn es nicht gerade wie alte Schuhsolen schmeckt. Kommt vor. Es ist faszinierend, wie unterschiedlich Sperma an sich sein kann. Von fast durchsichtig, flüssig und geruchslos, so dass es eher Wasser ähnelt, bis dickflüssig und zäh. Der Geschmack variiert genauso, und es hat wirklich auch etwas damit zu tun, wie sich der Spender ernährt. Du kannst schmecken, ob er gesoffen hat oder ob er raucht.

Ich finde Sperma genauso wenig eklig oder befremdlich wie alle anderen austauschbaren Körperflüssigkeiten. Das Einzige, was ich nicht mag, ist das seltsame Gefühl, wenn jemand in dir gekommen ist und die Suppe langsam wieder aus dir herausläuft. Nicht weil ich es eklig finde, sondern weil ich sofort das Bedürfnis habe, es wegzuwischen, und das die ruhige Stimmung nach dem Sex halt gerne mal kaputtmacht. Richtig gut finde ich es tatsächlich, wenn das Sperma auf anderen Stellen meines Körpers landet. Auf meinen Brüsten zum Beispiel, oder in meinem Gesicht. Und jetzt kommt mir nicht mit Erniedrigung oder anderem Quatsch. Das soll mal jeder schön für sich alleine entscheiden, ob er oder sie damit leben kann, Sperma auf dem Körper zu haben oder nicht. Scheiße wird es erst, und das passiert leider viel zu oft, wenn Männer vorher nicht nachfragen, wie und wo sie kommen können, also was okay ist und was nicht. Das ist ziemlich unverschämt, man kann jawohl mindestens vorher fragen. Das ist vor allem wichtig, wenn man sich nicht kennt. Deswegen kläre ich das mittlerweile vorher ab, gerade bei einem Blow-

oder Handjob. Wenn es dir egal ist, frag ihn einfach, was er am liebsten mag. Wenn du spezielle Wünsche hast, sag es ihm. Und wenn irgendwas tabu für dich ist, sag es erst recht.

Sperma im Gesicht – Levi

Levi lehnt mit schiefem Kopf an der Wand und guckt mir dabei zu, wie ich sehr langsam und konzentriert versuche, seine Tipps umzusetzen. So genau und detailliert hat noch niemand mit mir besprochen, wie ich ihn oral befriedigen soll. Das ist super, ich will das so detailliert am liebsten von jedem Mann wissen. Oder vielleicht doch nicht ganz so detailliert, mit Levi ist es manchmal schon ein bisschen seltsam, weil er dabei auf eine verstörende Weise ehrlich ist. Weil er immer eher auf die als Makel empfundenen Merkmale und Eigenarten steht. Das kann ein schiefer Schneidezahn sein. Oder eine verirrte Sommersprosse. Stummelwimpern oder eine große Nase.

Ich glaube, ich bin ihm zu niedlich, ist aber auch egal, lernen kann ich von ihm einiges, glaube ich. Auch wenn er irgendwie verrückt ist. »Ich habe ziemlich große Lust, dir mein Sperma im Gesicht zu verteilen!«, sagt er, guckt mich dabei sehr ernst und fragend an und zündet sich ohne hinzusehen eine Zigarette an. Das macht mich ein bisschen fuchsig, weil es sich anfühlt, als würde er gerade vor der Glotze sitzen und nicht mit mir im Bett, ich mit seinem Schwanz im Mund. Also unterbreche ich und nehme ihm die Kippe ab, ziehe daran. Schmeckt scheiße. »Ey, nicht aufhören!«, beschwert Levi sich, aber er grinst schon dabei, weil er ganz genau weiß, was mich nervt. »Wenn du dein Sperma in meinem Gesicht verteilen willst, mach das Ding aus und konzentriere dich!«, kontere ich und beuge mich wieder runter.

Eigentlich hat mir vorher noch nie jemand ins Gesicht gespritzt, glaube ich. Zumindest nicht so bewusst und gezielt. Das weiß Levi aber nicht, geht ihn auch nichts an, ich will das ja ausprobieren. Und es dauert auch nicht lange, bis er kommt, mein Gesicht von sich schiebt, in der einen Hand seinen Schwanz, und ich kann nicht mal so schnell blinzeln wie es nötig gewesen wäre, als der erste von mehreren Spritzern fast genau in meinem rechten Auge landet. Fuck, das ist so viel. Es läuft mir an der Nase vorbei in den Mund, schmeckt irgendwie scharf. Es brennt leicht auf meiner Haut, riecht irgendwie metallisch. Ich taste halb blind nach einem Taschentuch, eben lagen die Scheißdinger doch noch neben dem Bett. Levi kichert in sich hinein, ich kichere mit. Muss ziemlich bescheuert aussehen. Mein Auge brennt, als hätte mir jemand Salz genau auf den Augapfel gestreut. Aua, aua, aua, hätte ich gewusst, dass Sperma so weh tun kann, hätte ich die Augen zugelassen.

Levi reicht mir endlich Taschentücher, und ich lasse mich erleichtert neben ihn fallen. Er malt Kreise mit seinem Sperma auf meine Brüste. Mein Auge hört trotzdem nicht auf zu brennen. Würde mich echt nicht wundern, wenn es blutet. Ich gehe ins Badezimmer und gucke in den Spiegel, kriege das Auge aber nicht auf. Also wasche ich es vorsichtig ein paarmal mit kaltem Wasser aus, was wirklich schon hilft. Als ich es mir endlich im Spiegel angucke, muss ich lachen. Es ist feuerrot und tränt. Na danke.

5.
Grenzen und Tabus

*E*s gibt immer einen Punkt, an dem Grenzen erreicht sind. Das kennt jeder. Aber diese Grenzen muss man manchmal auch erst erfahren, um zu wissen, wo sie anfangen und wo sie aufhören. Wichtig ist, dass du dich immer wieder daran erinnerst, dass es deine Grenzen sind. Du allein legst sie fest und du musst dich nie dazu überreden lassen, sie zu überschreiten. Aber du musst genau das auch kommunizieren können.

Analsex

Mit Sicherheit eines der größten Tabuthemen und gleichzeitig oder vielleicht gerade deswegen auch eine der häufigsten männlichen Fantasien im heterosexuellen Bereich. Mich kotzt dieses Thema die meiste Zeit an. So richtig. Männer, die davon ausgehen, dass jede Frau immer Lust auf einen Schwanz im Arsch hat, kotzen mich an. Frauen, die andere Frauen dafür belächeln, wenn sie keinen Analsex haben wollen, kotzen mich an. Männer, denen jegliche Sensibilität beim Sex fehlt, ihren harten Penis einfach in deinen Enddarm rammen, als wäre es das Gleiche wie Vaginalsex, kotzen mich an. Frauen, die Analsex ertragen, weil sie denken, es gehöre dazu, kotzen mich an. Menschen, die einfach nicht darüber reden, kotzen mich richtig an. Verdammt, was ist denn los mit euch?

Es ist ja tatsächlich so, dass die meisten Posex irgendwie

negativ belegen, selbst wenn sie ihn gerne haben. Das liegt ganz bestimmt zu sehr großen Teilen daran, dass viele Männer und auch Frauen Analsex mit Schwulsein verbinden. Da schalten die homophoben Synapsen richtig schnell, wer auf Analverkehr steht, der ist schwul, und Schwulsein ist doof, also verbieten wir uns das. Außer, ja außer man probiert es bei seiner Freundin vielleicht doch mal. Weil es so verboten ist. Es uns aber doch irgendwie anmacht. Aber nur als aktiver Part bitte, denn wenn der Mann eine Frau anal fickt, dann bleibt die Hetero-Ehre unangetastet. Ist doch klar, oder? Dafür, dass die wenigsten es zugeben würden, wollen aber echt ganz schön viele Männer gerne mal Posex.

Ich frage mich ja echt oft, in welchem Jahrhundert wir eigentlich leben, dass es immer noch so wichtig ist, wen wir wie vögeln. Ob ich mit Männern oder Frauen oder lila Monstern schlafe, wenn sie sich als diese definieren, ist doch allein mir überlassen und hat allen anderen egal zu sein. Genauso, was ich mit meinen Partnern im Bett mache und was nicht. Also wo ist jetzt noch mal genau das Problem bei Analsex?

Okay, ich bin wirklich wütend, bringt aber ja auch niemanden weiter, wenn ich nur vor mich hinschimpfe, also ab ans Eingemachte! Wo genau liegt denn eigentlich der Reiz beim Analsex? Ich habe selbst sehr lange nicht verstanden, was man daran erotisch finden kann. Weil es für mich einfach auch so supertabu war. Allein die Vorstellung ließ mich meine Arschbacken zusammenkneifen. Das muss doch einfach weh tun, und ganz ehrlich, ist das nicht irgendwie auch eklig? Ich meine hey, es ist der Darm. Ausscheidungsorgan Nummer eins.

Viele Männer können vor ihrer Partnerin nicht mal darüber reden, dass sie kacken gehen. Komischerweise geht das unter Männern ganz hervorragend. Sobald das eine Frau mitbekommt, schämen sie sich dann aber in Grund und Boden.

Merkt ihr denn eigentlich, wie hirnrissig das alles ist? Nicht, dass es bei Frauen anders wäre. Es ist ja generell ein Problem für die meisten Menschen, über jegliche Art von Körperlichkeit zu sprechen. Und das zeigt natürlich auch genau bei dem Thema riesige Auswirkungen.

Prinzipiell ist es ja vollkommen verständlich, dass man beim Sex so ziemlich jede Körperöffnung erkundet, die man finden kann. Und der Po ist eben auch extrem empfindlich und gehört definitiv zu den erogenen Zonen. Aber warum ist gerade der Po so superspannend? Hat sich das so manifestiert, weil die wenigsten Frauen Lust darauf haben? Oder weil es eben immer noch nicht als »normal« im Vergleich zum Vaginalsex gesehen wird und es deswegen wie etwas Verbotenes erscheint? Blowjobs sind doch auch normal, oder? Oder liegt es daran, dass es auch für Männer eine Grenzerfahrung ist, nicht nur weil der Po oft enger ist als die Scheide, sondern weil es unter Umständen auch eklig werden kann? Ich meine, Hand aufs Herz, die wenigsten von euch finden Fäkalien geil, aber jedem von uns ist bewusst, dass Analsex nicht unbedingt immer sauber ist, und das gehört halt auch dazu.

Am liebsten sind mir ja die Typen, die richtig Bock haben, dich in den Arsch zu ficken, aber schon pikiert zusammenzucken, wenn du nur über ihren Damm streichelst.

Wenn ich gefragt werde, was wirklich oft vorkommt, ob ich Lust auf Posex habe, frage ich gerne, ob er von mir mit einem Strap On gevögelt werden möchte. Nicht, weil mich der Gedanke irgendwie erregt, ich wüsste nicht, was ich davon habe, aber einfach, um mal eine Sensibilisierung des Themas zu erwirken. Die Reaktionen sind zum Quietschen komisch. Von bleichen bis grünlichen Gesichtern, herausquellenden Augen und nervösem Lachen ist alles dabei. Kommt halt nie in Frage, bis jetzt habe ich noch nicht einen Mann getroffen, der darauf Lust hatte. Was ja auch okay ist, nur weil man gerne aktiv Analsex hat, muss man nicht auf passiven Analsex stehen. Aber man merkt an den Reaktionen, dass sich die meisten einfach keine Gedanken darüber machen, was es eigentlich bedeutet, sich einen Schwanz in den Arsch schieben zu lassen. Denn wenn, dann sollen gefälligst beide was davon haben. Und das geht auch wunderbar. Mein erstes Mal Posex hatte ich mit einem Menschen, dem ich wirklich sehr vertraute. Das ist die wichtigste Grundlage, wenn man mit irgendetwas unsicher ist. Er hat sich unfassbar viel Zeit genommen, gut war auch, dass wir beide jungfräulich auf diesem Gebiet waren, was es für mich irgendwie vereinfachte. Das Wichtigste neben Vertrauen ist übrigens das Gleitmittel. Je nachdem, wie eng und wie empfindlich man ist, reicht manchmal Spucke, und wenn du sehr feucht wirst, auch dein eigenes Gleitmittel. Wenn nicht, ist Öl ein wunderbarer Tipp – wenn man mit Kondom verhüten muss, aber unbedingt darauf achten, dass es kondomfreundliches Öl ist, denn Öl macht Kondome oft porös. Es gibt extra auf Kondome abgestimmte Gleitmittel, darauf sollte man immer achten!

Dir bringt aber auch das beste Gleitmittel nichts, wenn du dich nicht entspannst. Deine Muskulatur muss locker sein, sonst kann das Eindringen weh tun oder ganz scheitern. Dein Partner sollte aber auch genau merken, ob du entspannt bist oder angespannt. Bei meinem ersten Analsex war ich vielleicht 24 und hatte überhaupt keine Ahnung von den ganzen Tricks.

Posex – Tim

Wir sitzen zusammen in der Badewanne. Besser gesagt, wir liegen. Ich finde das ziemlich erotisch. Wasser generell. Nackte Körper im Wasser erst recht. Natürlich hatten wir auch Kerzen an, anders geht das zusammen auch nicht, Badezimmerdeckenlicht erzeugt ja eher weniger schöne Stimmung. Es ist so eine schöne Mischung aus Sinnlichkeit und Sex. Er streichelt mir über den Bauch und die Brüste, das Wasser macht leise Geräusche dabei. Kitschig ist es, aber auch Kitsch ist manchmal gut. Und natürlich haben wir beide Lust auf Sex. Das Problem an den meisten Badewannen in Mietswohnungen ist aber, dass sie nicht wirklich groß sind. Die meisten unserer Körperteile sind nicht mal vom Wasser bedeckt. Immer wenn sich einer bewegt oder wir uns anders positionieren wollen, schwappt Wasser in leisen Fluten über den Beckenrand und verschwindet im Badezimmerteppich. Unsere Arme und Beine verknoten sich ständig, eigentlich kann man nur regungslos liegen und genießen.

Aber spätestens als ich seine Erektion im Rücken spüre, ist mir die Wanne echt zu klein. Beim Raussteigen müssen wir aufpassen, nicht auszurutschen, weil doch irgendwie alles nass ist. Wir knutschen und trocknen uns gegenseitig ab. Die aufgeweichte Haut ist empfindlich, jede Berührung ist irgendwie intensiver. Ich fange an, mich mit meinem super organic Bodyöl einzureiben, komme aber nicht weit. Er nimmt das Öl und meine Hand, zieht mich zum Bett, bedeutet mir, dass ich mich auf den Bauch legen soll, und fängt an, mich langsam und fest zu massieren. Oh, ich liebe gute Massagen. Also, klar, wer liebt die nicht.

Aber natürlich ist es keine klassische Massage. Dank des Öls gleiten seine Hände von meinen Füßen über die Waden und die Oberschenkel zum Po, wo sie etwas länger bleiben.

Ich wusste nicht mal, dass man das Gefühl haben kann, dass der Hintern verspannt ist, aber warum auch nicht, ist ja schließlich der größte Muskel im Körper. Zumindest fühlt es sich so an, und Tim weiß sehr genau, was er tut. Immer wieder streift er über den Übergang von Bein zu Po und rutscht dabei immer weiter nach innen. Mir ist nur zu schmerzlich bewusst, wie nah er meiner Vagina dabei kommt. Aber er berührt mich nicht zwischen den Beinen. Immer nur fast. Das ist gemein, erfüllt aber seinen Zweck, weil ich so erregt dadurch bin, dass sich meine Hüfte leicht seinen Händen entgegenhebt.

Dann legt er sich neben mich und guckt mich an. »Ich habe Lust auf Analsex. Ich hab's noch nie probiert, aber du liegst hier, und ich liebe deinen Arsch, wollen wir das gemeinsam ausprobieren?« Ich bin erst mal überrascht, weil ich darüber noch nie bewusst nachgedacht habe. Für mich war es einfach nie eine Option. Aber warum eigentlich nicht? Ich fühle mich wohl mit Tim, und ich mag die Vorstellung, etwas Neues auszuprobieren. Wir besprechen ziemlich genau, was passieren wird.

Ich gestehe ihm meine größten Ängste vorm Analsex. Eine davon ist, dass ich befürchte, dass sein Schwanz voller Kacke sein könnte und ich mich allein bei der Vorstellung schon sehr schäme, aber bei dem Geständnis auch, weil ich mir dumm vorkomme, dass ich vor so etwas Angst habe. Ich ärgere mich schon über mich selber, allein, dass es mir Probleme bereitet, darüber zu sprechen. Und ich habe halt echt Angst, dass es weh tut, was ja auch naheliegend ist.

Aber die Angst nimmt er mir mit Logik, wofür ich ihn bis heute liebe. Denn wenn du nicht gerade dringend aufs Klo musst oder Durchfall hast, besteht so gut wie kein Risiko, der Enddarm ist sauber. Aber diese Angst ist, glaube ich, sehr weit verbreitet. Dagegen hilft nur, wie bei jeder Angst, darüber zu reden.

Die Darmschleimhaut ist sehr empfindlich und kann schnell einreißen, es ist also eine Grundvoraussetzung, dass man vorsichtig ist. Wir beschließen zusammen, es zu versuchen, und wenn einer von uns an seine Grenzen kommt, werden wir es lassen. Und ich weiß, dass ich mich auf Tim zu 100 Prozent verlassen kann.

Er fängt an, mich wieder zu massieren, und diesmal lässt er sich noch mehr Zeit. Dabei schiebt er meine Beine immer weiter auseinander, bis er an meine Klitoris kommt und anfängt, mich drumherum zu massieren. Ich bin erregt und aufgeregt, eine großartige Mischung. Immer wieder schiebt er ein oder zwei Finger in mich, und ich stöhne. Dazwischen nimmt er noch mehr Öl und verteilt es wieder auf und zwischen meinen Pobacken. Vorsichtig streicht er immer wieder über mein Poloch, umkreist es, liebkost es. Und schiebt langsam einen Finger etwas hinein. Es tut nicht weh und fühlt sich so gut an, dass ich überrascht bin. Er reibt meinen Kitzler, er weiß genau, wie er es machen muss, um mich richtig heißzumachen. Währenddessen schiebt er seinen Finger immer wieder in meinen Po, und die Mischung ist so erregend, dass ich schon kurz davor bin, zu kommen. Aber das lässt er nicht zu, was vielleicht auch gut ist.

Sein Penis ist nicht zu groß, was vielleicht für das erste Mal Analsex ganz gut ist. Er legt sich auf mich, und ich spüre seinen harten Schwanz. Er küsst meinen Nacken und mein Ohr, ich kann es irgendwie jetzt doch kaum erwarten, jetzt will ich wissen, wie es ist. Mit seiner einen Hand reibt er weiter meinen Kitzler, was mich nur noch heißer macht, und im Nachhinein verstehe ich auch, warum das sogar wichtig ist – es lässt quasi automatisch die Po- bzw. Schließmuskulatur entspannen, was so oder so extrem wichtig ist bei Analsex.

Währenddessen schiebt er, ganz langsam, Stück für Stück und mit viel Öl, seinen Schwanz in meinen Po. Es tut nicht weh. Es ist nicht unangenehm, und es fühlt sich absolut nicht falsch an. Im Gegenteil. Ich finde es wirklich *richtig* geil. All die Ängste und Befürchtungen sind einfach weg. Wir bewegen uns langsam zusammen, ich kann das Gefühl nicht deuten, aber ich weiß genau, dass ich so definitiv kommen werde.

Aber ich will nicht, dass er in meinem Po kommt, das stelle ich mir trotzdem unangenehm vor. Läuft das Sperma dann von selbst raus, oder ist es wie Durchfall haben? Beides eine scheiß Vorstellung. Im wahrsten Sinne des Wortes. Versteht er aber auch voll, und als ich komme, muss er sich richtig beeilen, seinen Schwanz herauszuziehen, um auf, nicht in meinem Arsch zu kommen. Ich hatte kurz doch noch mal Angst, dass irgendwie irgendwo Scheiße kleben könnte, aber Pustekuchen, nichts. Und das war eine enorme Erleichterung. Und mal wieder ein tolles Aha-Erlebnis.

Das war mein erster Analsex, und ich fand es richtig gut.

Ich bin über diese erste Erfahrung richtig, richtig froh. Weil Tim mir gezeigt hat, dass Analsex weder eklig noch schmerzhaft sein muss, sondern echt heiß sein kann. Das hat mein Sexleben danach auf jeden Fall geprägt. Leider hatte ich danach auch ziemlich viele negative Erfahrungen mit Männern, die Analsex mit mir haben wollten. Damit bin ich vermutlich nicht alleine. Weil eben genau das, was ich schon beschrieben habe, passiert ist. Nachdem ich einmal zu oft ein leeres »Ich bin echt vorsichtig«-Versprechen gehört habe, habe ich entschieden, nur noch mit Männern Analsex zu haben, denen ich wirklich vertraue. Und wenn ich wirklich richtig Lust drauf habe. Und wenn ich ehrlich bin, habe ich nie Lust drauf. Auch wenn ich schon Spaß dabei hatte, war es doch am Ende immer nur, weil ich jemandem einen Gefallen getan habe oder jemandem gefallen wollte. Wie auch immer deine Erfahrungen mit dem Thema sind, der generelle Umgang damit sollte sich echt schnell ändern, und das geht nur, wenn wir anfangen, miteinander zu reden.

Männertausch

Was macht man, wenn man von all dem Überfluss, von Tinder, von Menschen und von sich selbst genervt ist? Genau, man denkt sich etwas Neues aus. Man verschiebt die Grenzen und versucht so, die Langeweile und die eigene Unzufriedenheit zu kompensieren. Ich bin darin ziemlich gut, Tinder und viele Sex Dates haben dafür gesorgt.

Ich teile wirklich gerne – Chris und Björn

Ich telefoniere mit Klara. Eigentlich rede ich mit niemandem so offen über mein Sexleben wie mit ihr. Andersrum ist es genauso. Wir wissen immer, was bei der anderen gerade los ist. Untenrum. Liegt vielleicht daran, dass wenige in meinem Freundeskreis so experimentierfreudig sind wie sie. Und vor allem so offen damit umgehen können. Ich weiß, wen sie gerade vögelt und wen sie vögeln will. Worauf sie steht und was sie nervt. Würden wir aufeinander stehen, hätten wir wahrscheinlich grandiosen Sex, aber allein der Gedanke daran sorgt für Lachanfälle bei uns.

Umso besser, dass wir immer genau wissen, was die andere eigentlich meint, weil sich so viel bei uns überschneidet.

Manchmal verbringen wir Stunden damit, zusammen auf dem Sofa zu liegen und über Männer, Schwänze und Sex zu reden. Dabei wird jedes kleinste Detail analysiert, zum Beispiel Menge und Konsistenz des Spermas. Oder wir berichten von unserem letzten Tinder-Date, wenn es denn mal eins gab. Oder eben dem nächsten. Das Problem an Tinder ist eben, dass man sehr schnell davon gelangweilt ist. So auch an diesem Tag. Sie langweilt sich, ich mich auch. Wir haben keine Lust, auf die Suche nach neuen Typen zu gehen, die aktuellen oder alten sind gerade weniger spannend.

Ich erzähle ihr von Chris, meiner derzeitigen Affäre. Botanischer-Garten-Chris. Sie erzählt mir von Björn, den sie kürzlich mal wieder getroffen hat, der so gut lecken kann, und von Hank, mit dem sie, inspiriert von meinen Texten, kleine Aufgabenspielchen spielt. Hank reizt mich irgendwie, die Geschichten über ihn sind heiß. Und während wir über unsere Toy Boys reden, kommt uns die Idee. Wir müssen tauschen! Wie man das eben so macht unter Freunden. Das ist die beste Idee, die wir jemals hatten, finden wir. Trotzdem kichern wir die ganze Zeit darüber, weil es irgendwie versaut und absurd ist. Trotzdem genial! Klara bekommt Chris, ich will Hank. Gefühle sind ja keine im Spiel, warum also nicht? Wir legen ein paar Grundregeln fest, damit die Rahmenbedingungen stehen und wir Komplikationen vermeiden können.

1. Wir müssen erst mal die Jungs fragen.
2. Wir erzählen uns alles.
3. Sobald eine von uns oder einer der Männer sich dabei nicht mehr wohl fühlt, brechen wir das Experiment sofort ab.
4. Wenn wir abbrechen, aus welchen Gründen auch immer, geht der jeweilige Boy automatisch in den Besitz der ursprünglichen Affäre zurück.

Ich schreibe Chris sofort, bin mir vorher aber schon sicher, dass er dabei ist, wir reden oft über unsere Affären. Und er springt sofort drauf an. Hank ist nicht so leicht zu überzeugen, er schreibt Klara aber: »Die Idee ist so durch, dass sie schon wieder geil ist.« Ich finde das irgendwie gar nicht so abwegig, aber egal, Hauptsache, er ist dabei. Klara schickt mir seine Nummer, ich ihr die von Chris, und los geht's.

Hank weiß nicht, dass ich die Autorin der Texte bin, die ihn inspiriert haben, Klara versaute Aufgaben zu geben, die sie erfüllen muss. Das macht mich irgendwie an. Vielleicht sage ich es ihm später. Wir steigen sofort ein, aber ich merke auch sofort, dass irgendetwas nicht passt. Die Art, wie er schreibt, ist mir zu aggressiv, zu aufdringlich und vor allem viel zu unhöflich. Und daran sieht man dann auch, dass man mit einer gewissen Erfahrung und vor allem, wenn man genau weiß, was man will und was nicht, Menschen auch via Chat schon einigermaßen einschätzen kann. Der Typ überschätzt sich einfach maßlos und hat dazu echt keine Ahnung, wie schmal die Grenze zwischen sexy und superordinär ist. Vielleicht steht er auch auf die billige Nummer, ich aber nicht. Was aber eigentlich am schlimmsten ist, sind seine Reaktionen auf Gegenwind. Sobald ich ihm Kontra gebe, reagiert er zickig und wird ausfällig. Ich schreibe ihm: »Wer ficken will, muss freundlich sein!«, und er ist wirklich so humorlos, dass er darauf auch noch antwortet: »Mir mangelt es nicht an Angeboten, glaub mal nicht, dass ich das nötig habe!«

Ja, fair enough, tschüss Hank. Ich reklamiere ihn bei Klara. Kann ja wohl nicht wahr sein. Sie ist auch empört und schmiert ihm erst mal aufs Brot, was er eigentlich verpasst hat und von wem die Texte sind, auf die er steht. Upsi. Dafür bietet sie mir gleich Björn an, einen Versuch kann man ja noch wagen.

Ich frage aber erst mal nach Chris. Und siehe da, sein Date mit Klara steht, und zwar noch am selben Abend. Yeah. Ich bin ein bisschen neidisch, aber was soll's, hoffentlich haben die beiden Spaß!

Am nächsten Tag bekomme ich von beiden einen Bericht. War wohl ganz gut, aber auch nicht der Wahnsinn. Na ja, mal sehen, ob ich mehr Glück mit Björn haben werde. Er ist viel höflicher als Hank, was auch nicht sonderlich schwer ist. Und er hat vor allem echt Humor. Irgendwie erinnert er mich sogar an Chris, beide sind sehr durchtrainiert, beide spielen Baseball, beide sind irgendwie ein bisschen prollig, aber süß. Björn kommt zu spät. Ich warte in der Kälte irgendwo in Westberlin. Das liebe ich ja ganz besonders. Nicht. Aber seine Begrüßung ist super, sein Lachen steckt an. Er legt direkt seinen Arm um mich, als wir zur Bar laufen. Finde ich gut. Es gibt viele, die es komisch finden, wenn man sich körperlich sofort so nahe kommt. Aber ganz ehrlich, es ist klar, dass es um Sex geht, man sucht körperliche Befriedigung. Wir treffen uns nicht, weil wir uns so viel zu erzählen haben, sondern weil wir ficken wollen. Und da ergibt es einfach Sinn, bestimmte Hemmungen zu Hause zu lassen. Ich finde es durchaus gut, sich erst mal woanders zu treffen, einfach damit man kurz mal abchecken kann, ob man sich riechen kann. Ich hatte wochenlang keinen Sex, weil erst ich und dann Chris im Urlaub war, ich platze vor Lust.

In der Bar angekommen, bestellen wir einen Drink und halten uns kurz mit Small Talk auf, bis wir uns das erste Mal küssen. Passt gut. Von mir aus können wir sofort zu ihm gehen. Er druckst ein bisschen herum und bestellt lieber noch eine Runde Drinks. Na gut, dann spielen wir noch ein bisschen. Steh ich ja auch drauf. Ich küsse seinen Hals und wandere langsam zu seinem Ohr, lecke sanft über die Windungen seiner Ohrmuschel. Gleichzeitig schiebe ich meine Hand in seine Hosentasche. Als er leise stöhnt, höre ich auf. Leider dreht er den Spieß um. Ganz zufällig berührt er meine Brust. Langsam werde ich nervös, ich will irgendwo hin, wo wir nackt sein können.

Nach dem zweiten Drink zahlen wir und laufen zu ihm. Vor seinem Haus angekommen, entschuldigt er sich und sagt, dass wir doch noch nicht hochkönnen, weil noch irgendwelche Freunde da sind und er keine Lust hat, sie mit mir zu treffen. Super Timing. Es ist Dienstag und nach null Uhr. Wir laufen in einen Irish Pub, bekommen hier zum Glück noch ein Bier. Wir sind fast alleine da und denken ja nur an Sex, was die ganze Situation nicht wirklich besser macht. Wir bekommen auch kein zweites Bier, was vollkommen okay ist, weil ich langsam doch ein bisschen genervt bin. Wir laufen zurück zu ihm, seine Kumpels sind weg. Kaum fällt die Tür hinter uns ins Schloss, drückt er mich in sein Zimmer und fängt an, mich auszuziehen. Now we're talking!

Er hebt mich hoch, schmeißt mich auf sein Bett und schiebt mir ein Kissen unter die Hüften, drückt meine Beine auseinander und leckt langsam über meine Oberschenkel. Ich habe natürlich irgendwie hohe Erwartungen, weil mir Klara ja schon alles erzählt hat. Und er erfüllt sie wirklich. Geil, endlich mal ein Typ, der sich anscheinend sehr wohl damit beschäftigt hat, was man macht, um eine Frau oral zu befriedigen. Er reizt mich bis zum Äußersten, indem er lange einfach nur um meinen Kitzler herumleckt und auch immer wieder mit der Zunge in mich dringt. Heiß, superheiß. Ich bin glücklich und lasse los, lasse mich einfach gehen, weil es gut ist und ich nicht mal daran denke, was jetzt noch kommt. Als er endlich fest und langsam mit seiner Zunge über den Kitzler leckt, könnte ich ausrasten vor Lust, mache ich vielleicht auch ein bisschen. Ich komme so schon ein erstes Mal, aber er lässt auch nicht von mir ab, leckt einfach weiter und schiebt auf einmal noch zwei Finger in mich und trifft auch noch sofort die Stellen, die G-Punkt genannt werden. Es ist ein abgefahrenes Gefühl, weil ich gar nicht mehr genau auseinanderhalten kann, was gerade wo passiert, alles verschmilzt zu einem einzigen erregten Knäuel und ich habe wirklich keine Ahnung, wie viele Orgasmen es am Ende waren. An den Sex selbst kann ich mich nicht mehr so gut erinnern, nur dass ich ihn irgendwann nachts noch mal mit einem Blowjob geweckt habe und wir morgens verschlafen haben. Ich hasse verschlafen, schnappe meine Sachen und flitze aus der Wohnung zur Bahn.

Auf dem Weg zur Arbeit rufe ich Klara an, um mich bei ihr für Björn zu bedanken. Wir müssen lachen, weil es natürlich unmöglich ist, darüber zu reden, als hätte sie mir gerade ihren Föhn oder ihre Lieblingsjeans ausgeliehen, statt einen Mann. Und er gehört ihr ja nicht mal.

Chris schreibe ich auch, erzähle ihm, dass er mich irgendwie an Björn erinnert, und frage, ob sie sich nicht vielleicht kennen. Und dann stellt sich raus, dass die beiden sich tatsächlich kennen. Aber weder vom Baseball noch aus Berlin, sondern von einem Festival. Witzige kleine Welt.

Eine nette Ablenkung war das, und da ja auch alle damit einverstanden waren, auch keine sooo verrückte Grenzerfahrung. Deswegen sollte ich schon bald einen oder zwei Blicke in eine ganz andere Welt werfen.

BDSM

Ich weiß selbst nicht genau warum, aber ich finde diese feine, unsichtbare, fließende Grenze zwischen Schmerz und Lust extrem spannend. Und nein, das ist nicht so, weil ich zwei Tage vorher *Shades of Grey* gelesen habe und mir jetzt unbedingt mal den Arsch versohlen lassen möchte.

Okay, ich gebe gerne zu, es tatsächlich gelesen zu haben, und ich habe mich wirklich wahnsinnig darüber geärgert. Dieses Buch ist weder spannend noch außergewöhnlich sexy, noch bricht es irgendwelche Tabus. Das Einzige, was ich die meiste Zeit beim Lesen dachte, war: »Ey hallo, geht's noch?!«

Kurz, für alle, die es geschafft haben, den seltsamen Hype zu umgehen und den Quatsch nicht gelesen haben: Es geht um einen gestörten jungen Mann, wunderschön und schwerreich, natürlich adoptiert, schweres Kindheitstrauma, weil von der Mutter verlassen und als Heranwachsender einfach mal als Sklave von einer wesentlich älteren, dominanten Frau sexuell »erzogen« worden. Als wäre das nicht schon schlimm genug, steht er nur auf Frauen, die der Erinnerung seiner Mutter ähneln, dümmlich, naiv und devot müssen sie sein. Und da er sich ja aus seinem Sklaventum befreit hat, ist er jetzt der Herr im Haus und vergnügt sich mit seinen Mäuschen gerne mal in seinem »Spielzimmer«, das eher einer Folterkammer gleicht. Seine »Subs« müssen einen Vertrag unterschreiben, in dem festgelegt wird, was er alles mit ihnen machen darf, was sie tragen müssen, welches Auto sie fahren, wann und wie sie sich zu enthaaren haben, wann und was sie essen dürfen, wie viel Sport gemacht wird (damit sie auch ja die Strapazen aushalten) und, natürlich, wann gefickt wird. Ach so, und das natürlich alles, ohne ihn zu berühren. Ist klar.

Aber dann platzt auf einmal die kleine Anastasia in das Leben des verkorksten Supermanns, die Eine, die Einzige, die ihn aus seiner Qual, seinem Leid retten kann und wird. Die sich ihm zuliebe gerne mal den Hintern versohlen lässt, obwohl sie es nicht genießt, eigentlich macht er ihr Angst, seine Kontrollsucht erschreckt sie. Aber ihre Liebe trotzt allen Hindernissen, und am Ende ist es genau diese, die ihn heilt. Happy End mit Eigenheim und Meerblick. Ah, und natürlich Nachwuchs, die unabdingbare Konsequenz der wahren Liebe. Ich kotze.

Ich kotze, weil das Bild von Menschen, die Schmerzen und Lust verbinden, verzerrt und falsch gezeichnet wird. Ich kotze, weil die Klischees so überzeichnet sind. Ich kotze, weil die körperliche Idealisierung von Frauen und Männern so ekelhaft festgehalten wird, als wäre es das einzig zu erreichende Ziel jedes Menschen. Ich kotze, weil die Neigung zum Sadomaso, die Verlustangst und der Kontrollzwang des männlichen Protagonisten einerseits natürlich mit dem Kindheitstrauma und andererseits mit dem Missbrauch der älteren Frau, die ihn zwischen seinem 15. und 21. Lebensjahr als Sexsklaven dominiert, begründet wird.

Mag sein, dass die beschriebenen Sexszenen die Fantasie von vielen Millionen Frauen beflügelt hat. Aber allein da ist doch schon der Knackpunkt. Diese Romane werden zu 99,9 Prozent von *Frauen* gelesen. Und zwar nicht, weil sie frei vom Ficken erzählen, sondern weil sie am Ende nur ein schrecklich schlechtes Märchen sind. Eine kleine romantische, etwas schmutzige Geschichte mit einer Protagonistin, so normal und einfach, dass sich jede Frau ganz schnell mit ihr identifizieren kann, und einem Protagonisten, so schön und reich, perfekt verkorkst und mitleiderregend, dass sich bestimmt niemand mit ihm richtig identifizieren kann oder will. Mehr ist es nicht.

Gratis dazu gibt es eine Minieinführung in die Welt der Sex

Toys, die allein dadurch schon verboten und tabu wirken, weil sie nur im BDSM-Kontext genannt werden. Schokolade zum Frühstück, gepaart mit Analplugs, Handfesseln und Reitgerten. Endlich weiß die Welt ein wenig mehr, was man so mit Floggern, Peitschen, Fesseln, Krawatten und Liebeskugeln anrichten kann. Und hey, total verrückt, jetzt gibt es sogar eine *Shades-of-Grey*-Sex-Toy-Kollektion in jedem billigen Sexshop zu kaufen. Vom Gleitgel bis zur Nippelklemme, einzeln oder im praktischen Set.

Aber dass Menschen, die Lust und Schmerzen verbinden, nicht immer gestörte, zwanghafte Kontrollfreaks sein müssen, wird nicht erklärt. Dass nicht jeder so ein *Spielzimmer* besitzt und dass man nicht *ausschließlich* Sex genau so praktiziert, nur weil man gerne mal was anderes ausprobiert, das steht da nicht. Das soll da auch nicht stehen, weil das Kernthema eben doch nicht die BDSM-Praktiken sind, sondern die zwischenmenschliche Romanze.

Vielleicht fragst du dich jetzt, warum ich mich darüber überhaupt aufrege. Das ist ganz einfach, ich fühle mich davon angegriffen, weil ich dieser ganzen BDSM-Nummer ja nicht abgeneigt bin. Ich habe aber keine Lust, mich in irgendeine Schublade stecken zu lassen, nur weil dieser mittelmäßige Roman für unbefriedigte Hausfrauen durch die Decke gegangen ist und ich immer wieder gefragt werde, ob meine Texte irgendetwas damit zu tun haben. Nein verdammt, haben sie nicht. Ich freue mich wirklich, wenn das Buch tatsächlich dazu geführt hat, dass wenigstens ein paar dieser ganzen Frauen angefangen haben, sich, allein oder zu zweit, sexuell (neu) zu entdecken. Das wünsche ich jedem Menschen immer und überall. Vielleicht werden ja auch bald *Shades-of-Grey*-Workshops angeboten. Wer weiß das schon. Genug zu dem Thema. Ich lebe ja mein eigenes Leben, und meine erste echte

BDSM-Erfahrung war verrückt und hatte ganz und gar nichts mit dem Schinken zu tun. Ich wollte mehr davon, und ich bekam mehr als genug.

Von Ohrfeigen und Gürteln – Marian

»Zieh deine Unterwäsche aus«, ist die erste Anweisung per SMS. Es ist zwei Uhr morgens, ich stehe gelangweilt mit ein paar Freundinnen im Club. Und hänge sofort an der Angel. Unterwäsche ausziehen? Klar, schon mal 'ne Jeans ohne Slip getragen? Egal, ich finde den Gedanken heiß, gehe aufs Klo, ziehe meine Unterhose aus und schmeiße sie ganz unten in meine Tasche. Einen BH trage ich heute eh nicht. Ich verabschiede mich schnell von meinen Freundinnen, verschwinde noch schneller im Taxi. Fuck, wo muss ich eigentlich hin? Schnell noch nach der Adresse fragen. Okay, ich bin nervös. Richtig nervös. Was mache ich denn hier? Fahre ich gerade zu einem Typen, dessen Nachnamen ich nicht mal kenne, um mich von ihm fesseln und vögeln zu lassen? Die Chancen, dass er ein psychopathischer Frauenmörder ist, stehen 50:50. Okay, wir haben ein Safe Word ausgemacht. Ob das im Ernstfall hilft, wage ich zu bezweifeln.

Vor der Tür laufe ich aufgewühlt hin und her. Ohne Unterwäsche. Soll ich nicht sofort wieder fahren? Habe ich das so nötig? Ja, habe ich. Habe ich jemandem seine Adresse geschickt? Ja, habe ich. Telefonnummer auch? Auch.

Ich gestehe ihm per SMS, dass ich echt Schiss habe. Und ich nicht weiß, wo ich klingeln soll. Er schreibt irgendwas von Schnaps und meinen Nachnamen. Gleicher Nachname? Okay, let's do this! Meine Knie sind Pudding, als ich die Treppe in den zweiten Stock im schicken Neubau-Loftgebäude hochlaufe. »Ich will, dass du dich im Flur anfängst auszuziehen, bis ich dir die Tür aufmache!« Auf gar keinen Fall!

Was mache ich denn, wenn er mir nicht gefällt? Oder komisch riecht? Egal, zu spät, die Tür geht auf, und vor mir steht der heißeste Namensvetter der Welt. Ich könnte heulen vor Glück. Ich will was sagen, er küsst mich, beißt mir auf die Lippe und zieht mich in die Wohnung. Im großen Wohnzimmer steht eine gepolsterte Bank, auf ihr liegen diverse sauber aufgerollte Seile. Ich muss schlucken.

Klar habe ich Erfahrung mit Fesselspielchen beim Sex. Atemkontrolle, blaue Flecken und Klaps auf den Hintern inklusive. Aber Bondage- und echte Sadomaso-Erfahrungen habe ich nicht. Deswegen bin ich hier. Aber ich bin mir noch nicht sicher, ob die Anonymität das Ganze vereinfacht oder nicht.

Der Schnaps hilft. Und dass er die Führung sofort übernimmt. Wir sitzen auf dem Sofa. »Schließ deine Augen!« Okay. Nichts passiert. Nach ein paar Momenten blinzle ich vorsichtig und bekomme die erste Ohrfeige. »Lass die Augen zu!« Ganz schöne Herausforderung, wenn vor dir ein Mann steht, den du nicht kennst und du nicht weißt, was passiert. Aber die Ohrfeige hat nicht weh getan, irgendwie finde ich das tatsächlich gut. Kurz schwappt der »Ichbineineemanzipierte-FrauichdarfnichtdaraufstehenvoneinemManndominiertzuwerden«-Gedanke über, ich öffne schnell die Augen und habe sofort eine sitzen. Shit, voll vergessen. Lernen durch Bestrafung funktioniert.

Er fängt an, mich auszuziehen, und ich beschließe, mich auf alles einfach einzulassen. Ich bin nur einmal jung. Er zieht mich aus, beobachtet mich. Ich höre, wie er sich auch auszieht. Die Versuchung, zu gucken, ist groß. Noch eine Ohrfeige riskieren? Er dreht mich so, dass ich auf dem Rücken liege. Setzt sich auf meinen Bauch, legt mir eine Hand um den Hals und schiebt zwei Finger in mich. Das ist heiß. Und er fingert wie ein junger Gott. Ich stöhne, er erhöht den Druck auf meinen Hals. »Sei still. Beweg dich nicht.« Wie soll das denn gehen? Ich winde mich unter ihm, er hört auf, bis ich ruhig liegen bleibe. Macht weiter. Hört abrupt auf, zieht mich nach oben, küsst mich und drückt meinen Kopf auf seinen Schwanz. Ich mache die Augen auf, sieht er ja nicht. Heilige Scheiße, sein Schwanz ist perfekt.

Aber ich komme nicht dazu, ihn in den Mund zu nehmen. »Jetzt fangen wir an. Wenn du was nicht willst, sag das Safe Word, dann höre ich sofort auf.« Wenn ich dann noch was sagen kann.

Er führt mich zu der Bondage-Bank und legt mich auf den Rücken. Zuerst fesselt er meine Hände kompliziert mit vielen Knoten über dem Kopf. Das Seil ist schwarz und erstaunlich weich. Dann drückt er meine Beine auseinander und fesselt meine Füße unter der Bank aneinander.

Dann habe ich seinen Schwanz im Mund. Er greift mir in die Haare, kontrolliert meine Bewegungen. Und das so lange, bis sein Schwanz komplett in meinem Rachen verschwindet. Deep Throat, super Sache, wenn man seinen Würgereflex im Griff hat. In dem Winkel ziemlich anstrengend, ich muss oft würgen, was mir die Tränen in die Augen treibt. Irgendwann hört er auf. Luft.

Als er die Fesseln löst, bin ich fast enttäuscht. War's das schon? Ich setze mich auf, er küsst mich wieder. Schöner Kuss. Er hat mein Gesicht in beiden Händen, streichelt mich. »Du drehst dich jetzt um und legst dich mit dem Oberkörper über die Bank. Ich werde nur deine Arme fesseln. Und ich werde dich dafür bestrafen, dass du so oft würgen musstest. Wenn du dabei nur einen Ton von dir gibst, wird es schlimmer.« Wie unfair.

Ich weiß nicht genau, was er vorhat, aber der erst Schlag, mit der flachen Hand auf meinem Arsch, sitzt. Und wie. Ich kann ein Stöhnen nicht unterdrücken. Er streichelt mich, schiebt meine Beine auseinander. Nächster Schlag. Es ist absurd, ich muss an unser aller liebsten Hausfrauen SM-Roman *Shades of Grey* denken. Ist es das, was sich 20 Millionen Frauen auf der Welt wünschen? Mit Romantik hat das wenig zu tun. Geil ist es trotzdem.

Die weiteren Schläge genieße ich irgendwie, kenn ich ja auch schon. Und ich bin tatsächlich überrascht, als ich direkt danach seinen Schwanz in mir spüre. Er fickt mich schnell und hart, meine Hüften scheuern an der Bank. Währenddessen befreit er meine Arme, zieht mich an den Haaren auf die Knie und stellt sich vor mich. »Bring mich mit dem Mund zum Kommen. Und verliere nichts.« Ja, kann ich versuchen. Ich lutsche gerne Schwänze, das ist auch nicht so schwer, ich denk nur immer daran, was ich geil fände, und mach das. Funktioniert immer.

Er kommt, sein Sperma schmeckt sogar ganz gut, was man selten behaupten kann, und es ist viel. Mir läuft etwas das Kinn runter und tropft auf meine Brüste. Scheiße. Natürlich sieht er das auch. Aber er lächelt nur. Das macht mich noch nervöser.

»Leg dich aufs Sofa und mach die Augen zu.« Was hat er jetzt vor? Ich höre ihn in der Küche. Er kommt wieder und legt mir beide Hände auf die Brüste. In jeder Hand einen Eiswürfel. Holy Shit, noch eine Premiere. Ich dreh durch, supersexy. Die Würfel schmelzen schnell, überall laufen kleine Rinnsale über meinen Körper. Softporno-Feeling. Er fängt an mich zu lecken. Mich wundert es nicht, dass er scheinbar besser weiß, wo mein Kitzler liegt und was mich innerhalb weniger Momente kurz vor den Orgasmus bringt, als ich selbst. Aber zum Orgasmus komme ich nicht, weil er einfach aufhört. Ich bin wirklich frustriert und will alleine weitermachen, als er mich umdreht und meine Hände wieder fesselt. Ich bin irgendwie genervt und überlege, ob ich das Safe Word sage, aber davon komme ich auch nicht. Und ich will kommen. »Du musst noch viel lernen, und weil es dein erstes Mal ist, werde ich nicht zu hart mit dir sein. Aber du hast mindestens zwei Aufgaben nicht erfüllt.« Mir fällt nicht mal mehr eine ein, als ich höre, dass er seinen Gürtel aus seiner Hose, die neben dem Sofa liegt, löst. Das kann nicht sein Ernst sein. Vielleicht bin ich wirklich zu naiv, aber das Maximum in meiner Fantasie war eine kleine Peitsche oder so. Den genauen Unterschied kann ich auch nicht erklären, aber ein Gürtel ist irgendwie beängstigender.

Er streichelt mich lange, was die Aufregung steigert, weil ich ja weiß, dass der erste Schlag kommt, und jetzt will ich es auch wirklich wissen. Ich will gerade etwas sagen, als der Gürtel auf meinen Arsch knallt. Aua. »Ich werde jetzt noch neunmal zuschlagen, und du wirst laut mitzählen. Und du wirst mir sagen, warum ich dich bestrafe.« Es ist wirklich erniedrigend, aber das soll es ja auch sein.

Als ich laut »zehn« sage, bin ich fix und fertig. Ich bleibe einfach liegen. Aber er dreht mich wieder auf den Rücken und guckt mich an. Ich schäme mich ein bisschen. Und schon ist er wieder in mir. Es fühlt sich komplett anders an als sonst. Ich bin absolut überreizt, irgendwo zwischen Orgasmus und Schmerzen. Wahnsinnige Mischung. Es dauert nicht lange, und ich merke, wie sich wirklich jeder Nerv, jeder Muskel zusammenzieht und ich mich komplett in einem Orgasmus auflöse, wie ich ihn selten hatte. Wow. Fuck. Was war das denn??? Mein erstes, nicht mehr ganz so anonymes BDSM-Sex-Date.

Ich bin immer noch ganz high von dieser ersten krassen Erfahrung. Und ich weiß, dass ich Marian wiedersehen möchte. Ich will das noch mal, genauso. Oder intensiver. Oder mehr.

»Ich will, dass du mir jeden Tag ein Foto von deinem Arsch schickst!«, schreibt mir Marian. Warum er das möchte? Weil er mir gestern Nacht sowohl mit der Hand als auch mit seinem Gürtel den Arsch versohlt hat. Da es für mich das erste Mal war, sieht mein Hintern auch dementsprechend aus. Blau. Richtig schön blau. Ich verrenke mich vor meinem Spiegel, um die Spuren besser betrachten zu können. Je nachdem, wie ich mich drehe, bilde ich mir ein, sogar noch M.s Handabdruck sehen zu können. Aber wie mache ich jetzt am besten das Foto? Arschfotos kann man liegend wunderbar machen. Vorausgesetzt, man hat ein Handy mit extra Selfie-Kamera. Auf den Bauch oder die Seite legen, schön den Hintern posen lassen und knipsen. Ich mache mindestens 20 Bilder, bis mir eins, auf dem man die blauen Flecken auch richtig gut sieht, gefällt. Gesendet. »Gut gemacht. Genauso schickst du mir jetzt jeden Tag ein Bild, bis wir uns wiedersehen!«, antwortet er. Okay, mal gucken, wann mich das Spielchen langweilt.
Zwei Tage später muss er mich schon daran erinnern. Vier Tage später vergesse ich es, und er verspricht, dass ich die Konsequenzen spüren werde. Wirklich ernst nehme ich das nicht. Ist ja ein Spiel. Genau wie Tinder, genau wie diese kleinen Machtrangeleien. Sechs Tage später ist wieder Wochenende, und ich stehe schon wieder auf irgendeiner Party rum. Der wievielte Drink war das jetzt? Egal, er sorgt dafür, dass ich noch mehr Lust auf Sex habe. Ich fische mein Handy aus der Tasche und schreibe M.: »Ich trage keine Unter-

wäsche.« Keine Minute später kommt die Antwort. »Wo bist du?!« Ist doch scheißegal, du Idiot, steig ein. »Auf einer Party, würde lieber mit dir vögeln!« »Du bist doch betrunken!« Ja, Sherlock, verrückt, ich bin betrunken. »Vögelst du mich noch, oder nicht?« »In 30 Minuten bei dir, schick mir die Adresse, du Miststück!« Geht doch. Ich frage mich kurz, ob ich wirklich meine Regel brechen sollte und ihn zu mir kommen lassen soll. Aber die Lust ist groß, und ich will Sex, die Zweifel schiebe ich zur Seite, nicht mal meine Mitbewohnerin ist da, also was soll's. Ich schicke ihm meine Adresse, meinen Nachnamen kennt er ja eh schon, los geht's Herr Wagner.

Ich mache mir auch keine Gedanken darüber, ob es wieder um BDSM-Kram gehen wird oder nicht, ist mir auch egal, für mich ist es ja eh etwas Neues und daher eine Ausnahme und somit auch keine Regel. Ich fahre heim und muss schmunzeln, weil ich natürlich Unterwäsche trage, was ja auch total egal ist, allein die Vorstellung reicht ja, um zu reizen.

Zu Hause angekommen, räume ich schnell noch ein bisschen auf. Ah fuck, ich trage ja noch Unterwäsche. Muss er ja nicht unbedingt gleich checken, dass ich geflunkert habe. Also schnell noch Hose, Slip, Oberteil und BH ausziehen, Hose und Oberteil wieder an. Ich werde von der Klingel unterbrochen. Ein bisschen aufgeregt bin ich schon, als ich seine Schritte im Treppenhaus höre. Und schon steht er vor mir, schiebt mich in die Wohnung, gibt der Tür einen Tritt, damit sie ins Schloss fällt, drückt mich gegen die Wand und küsst mich. So habe ich mir das ungefähr vorgestellt. Ich habe keine Lust auf langes Vorspiel, gehe vor ihm in mein Zimmer, aufs Sofa und fange an ihn auszuziehen. Aber er hält dabei sofort meine Hände fest. »Du hast mir nicht jeden Tag ein Foto geschickt, das geht so nicht, das weißt du!« Ich muss kichern, heute kann ich dieses Sub-Dom-Spiel nicht so richtig ernst nehmen. *Klatsch*, sitzt die erste Ohrfeige. Und es tut weh. Zu weh. »Ey, aua! Sei bitte etwas sanfter, das war zu fest!«, beschwere ich mich. Er verspricht es.

Ich hätte genau in dem Moment schon auf meine Intuition hören sollen, mache ich aber nicht, weil ich auch keine Spielverderberin sein möchte, und wir machen weiter. Aber ich lasse mich nicht mehr richtig darauf ein, was er auch merkt, aber er interpretiert es einfach falsch. Er denkt, ich spiele mit, spiele das trotzige Mädchen. Und es macht ihn anscheinend auch ziemlich an. Als er mich von hinten fickt, schlägt er mir mehrmals so fest auf den Hintern, dass ich ihn wegschiebe, laut »STOPP« sage und mich zu ihm umdrehe. Diesmal haben wir kein Safe Word oder so etwas in der Art ausgemacht, das Date entstand ja viel spontaner als beim letzten Mal, da ist das irgendwie untergegangen. Dann ist er wieder zärtlich, streichelt mich und flüstert irgendwas, seit wann ich so zart besaitet wäre und er doch wisse, dass ich drauf stehe. Ich ignoriere es, ich will lieber kommen.

Er wird nicht bei mir schlafen, das ist schon mal klar. Ich setze mich auf ihn, so komme ich meistens schneller, fange an mich mit ihm zu bewegen und gucke ihn dabei an. Sympathisch ist er mir irgendwie nicht mehr. Ich bekomme Lust, den Spieß umzudrehen, lege beide Hände um seinen Hals und drücke immer fester zu. Er packt meine Handgelenke und zischt mich an, dass ich das lassen soll. Ach, so ist das. Ist das etwa unangenehm? Ich beuge mich zu ihm runter und küsse ihn, er hält meine Hände immer noch fest, dafür beiße ich ihm leicht auf die Unterlippe. Ruckartig dreht er seinen Kopf zu Seite und flucht. Gut, dass ich vorher schon losgelassen habe. Er packt mich, und auf einmal liege ich unter ihm, mit einer Hand hält er meine Hände über meinem Kopf fest. Mit der anderen Hand schlägt er mir ins Gesicht.

Ich merke wie meine Lippe an meinen Zähnen aufreißt, schmecke salziges Blut. Dieses Arschloch. Mein Kopf dröhnt, es fühlt sich kurz an wie unter Wasser, ganz dumpf, ein leises Fiepen im Ohr. »Stopp, ich meine es wirklich ernst, das war zu viel!« Ich schiebe ihn irgendwie weg, weg von mir. Jede weitere Berührung wäre zu viel. Ich sehe, wie sich langsam die Erkenntnis in seine Augen schleicht, er wird immer kleiner, stammelt Entschuldigungen, will mich in den Arm nehmen. »Fass mich nicht an, fass mich bloß nicht mehr an!« Ich stehe auf und ziehe mir was an. Meine Wange ist taub und ganz heiß, ich fühle, wie meine Lippe langsam anschwillt. »Ich habe vorher schon gesagt, dass du nicht so brutal sein sollst, was ist denn los mit dir? Was soll das denn, verdammte Scheiße? Ich werde nie, nie wieder mit dir vögeln. Nie wieder. Ich will, dass du gehst. Sofort!« Er hört nicht auf, sich zu entschuldigen, als er sich anzieht.

Meine Gedanken laufen in Zeitlupe und dann in der doppelten Geschwindigkeit. Scheiße, Nina, scheiße, was ist denn, wenn er nicht geht? Ich bin ihm körperlich nicht gewachsen, ich bin alleine mit ihm in der Wohnung, und ich habe nur zwei Leuten davon erzählt, und die fallen betrunken durch den Club, in dem ich mich von ihnen verabschiedet habe. Okay, keine Panik. Das bringt echt nichts, und er darf auch nicht merken, dass ich Angst habe. Bloß kein Opfer sein. Mein Handy liegt auf dem Nachttisch, ich hole es, soll er ruhig sehen, dass ich ihm nicht vertraue.

Eigentlich schätze ich ihn absolut nicht so ein, dass er mir jetzt noch mal zu nahe kommen würde, aber ich habe auch nicht damit gerechnet, dass er mir beim Sex die Lippe blutig ohrfeigt. Also drücke ich mein Kreuz durch, baue mich so gut es geht auf, viel kleiner als er bin ich trotzdem. Egal, ich beobachte ihn genau, während er seine Sachen zusammensucht. Irgendwo zwischen Flur und Tür versucht er, mir noch ein paarmal zu erklären, wie leid ihm das alles tut. Ich ignoriere ihn. Fällt ihm ja früh ein.

Sobald er aus der Tür tritt, schlage ich sie zu und schließe von innen doppelt ab. Und dann fange ich an zu zittern. Ich lege mich ins Bett, vergrabe mich unter den Decken. Zum Glück lag er hier nicht drin, zum Glück klebt sein Geruch nicht an meinen Laken. Ich weine nicht, aber ich zittere. Ich mache mir Vorwürfe. Das habe ich jetzt also davon, dass ich mich mit wildfremden Menschen zu BDSM-Sex-Dates verabrede. Hat also doch jeder Typ, der da auch Lust drauf hat, eigentlich brutale Gewaltfantasien? Warum habe ich nicht schon nach der ersten zu festen Ohrfeige abgebrochen? Ich hab mich doch da schon nicht mehr hundertprozentig wohl gefühlt. Wie bescheuert bin ich denn eigentlich? Dabei habe ich mir irgendwann geschworen, *nie wieder* Sex zu haben, wenn ich, *ich*, nicht wirklich Lust darauf habe. Dass ich *nie wieder* irgendetwas mitmache, nur weil ich dem anderen gegenüber ein schlechtes Gewissen habe, wenn ich abbreche. Hat ja heute super geklappt. Ich hasse mich dafür. Kurz. Dann hasse ich lieber M. Was bildet dieser Idiot sich denn ein?

Wir haben nach dem ersten Sex Date so lange darüber geredet, wie wichtig es ist, respektvoll mit dem anderen umzugehen. Wie gut es ist, wenn man sich kennenlernt und langsam herausfindet, was man mag, und dass es so wichtig ist, die eigenen Grenzen zu benennen. Habe ich das nicht getan? Hätte ich noch direkter sein müssen? Oder wollte er mich missverstehen? Und was erschreckt mich daran jetzt eigentlich so sehr? Er hat mir auch vorher schon ins Gesicht geschlagen, und da fand ich das sogar ganz heiß. War es sanfter? Oder war ich einfach in einer anderen Stimmung?

Oder besoffener? Ist aber auch scheißegal, ich finde, das ich klar genug gemacht habe, dass ich heute nicht in der Stimmung bin, und gerade, weil wir uns noch nicht so gut kennen, hätte er vorsichtiger, sensibler sein müssen. Vielleicht war er auch betrunkener? Ich weiß es nicht, aber ich höre auf zu zittern. So eine beschissene Erfahrung wollte ich nicht machen. Will ja niemand. Ich schäme mich dafür. Weil ich das Gefühl habe, dass ich es herausgefordert habe. Dass ich nicht vorsichtig genug war. Dass das vielleicht der Preis ist, den ich tragen muss, wenn ich diese Risiken eingehe. Aber es ist verdammt noch mal nicht richtig.

So aufregend dieses anonyme Daten auch ist, so unberechenbar ist es eben auch. Ich neige dazu, Menschen erst mal zu vertrauen. Wenn das nicht so wäre, könnte ich das Dating gleich sein lassen. Ich bin auch einfach noch nie in meinem Leben wirklich mit körperlicher Gewalt konfrontiert worden. Vielleicht hat mich genau das so erschreckt. Weil in dem Moment die Gewalt und nicht die Lust überwog. Das hat alle Grenzen bei weitem überschritten. So funktioniert das nicht. Die Lust auf weitere BDSM-Experimente ist mir ziemlich vergangen. Ich gehe ins Bad und gucke in den Spiegel. Die Schminke klebt verwischt in meinem tränenverschmierten Gesicht, in meinem Mundwinkel klebt etwas Blut. Drumherum färbt sich die Haut langsam bläulich. Ich habe nicht gemerkt, dass mir die ganze Zeit die Tränen runterlaufen. »Na, was soll ich deiner Meinung nach morgen meinen Freunden erzählen? Dass ich gegen einen Schrank gelaufen bin?«, frage ich M. zornig per Nachricht und schicke ihm ein ziemlich dramatisches Bild von meiner Lippe. Ich rechne nicht mal mit einer Antwort, aber er tippt sofort: »Nina, fuck, sag mir, wie ich das jemals wiedergutmachen kann, bitte!«

»Gar nicht. So was ist mir noch nie passiert, ich muss erst mal klarkommen. Gute Nacht.«

»☹«

»Fuck off.«

Spank me, Babe – Ian

Ian ist groß und schlank, und er hat viele Tattoos. Er ist mein letztes Tinder-Date. Wirklich. Ich war schon abgemeldet. Ehrlich. Aber dann war mir so langweilig. Tinder hat das aber auch nicht besser gemacht. Eigentlich wollte ich mich schon wieder abmelden, aber dann wurde mir Ian angezeigt, und ich kam nicht drumherum, ihn zu liken. Sehr geschickt, Tinder, genau mein Typ. Ich fühle mich kurz viel zu oberflächlich, aber so funktioniert Tinder eben. Vielleicht ist es auch nur absoluter Selbstbetrug, und ich bin schon mittendrin in der Sucht. So stelle ich es mir zumindest bei Rauchern vor, die dir seit Monaten erzählen, dass sie aufhören wollen. »Nur noch eine Zigarette, die allerletzte, wie jeden Tag!« Vielleicht ist Ian wie meine letzte Zigarette.

Auf irgendeine Art bin ich auch süchtig, fühle mich aber eben auch nicht wirklich gut dabei. Der Menschenkonsum bekommt mir nicht. Aber einer geht noch, ein letztes Date, vielleicht ist das ja was Besonderes. Vielleicht befriedigt er mich länger als eine Nacht.

Wir schreiben nur kurz, ich konzentriere mich nicht, bin lustlos, wir verabredeten uns trotzdem relativ leidenschaftslos am selben Abend. Eigentlich habe ich keinen Kopf für ein Date, meine Gedanken kleben an zu vielen Dingen.

Er dachte, ich sei eher langweilig und ernst, weil ich nur kurz und knapp antwortete. Warum wir uns trotzdem getroffen haben, wissen wir beide nicht mehr so genau. Sicher ist nur, wäre es nicht spontan passiert, wäre es nie passiert. Der Kontakt wäre, wie bei so vielen Tinder-Geschichten, einfach in den Massen der Matches versickert, ohne dass wir jemals noch mal aneinander gedacht hätten.

Wir treffen uns in einer Bar bei ihm um die Ecke, es ist voll und verraucht. Irgendwie hatte ich nicht mal auf dem Schirm, dass er nicht aus Deutschland kommt. Hätte mir bei dem Namen vielleicht auffallen können, da mir das aber generell egal ist, tat es das eben nicht. Ian kommt aus Schottland, lebt schon seit vielen Jahren in Berlin. Sein Akzent ist super-sexy.

Eigentlich weiß ich in den ersten 15 Minuten eines Dates, ob ich mit der Person ins Bett will. Bei Ian denke ich erst mal nicht drüber nach. Er ist irgendwie unnahbar, ich kann nie genau unterscheiden, ob er sarkastisch ist oder todernst. Das ist heiß. Ich merke, dass es mir immer wichtiger wird, ihm zu gefallen, und ich weiß jetzt, dass ich auf jeden Fall mit ihm ins Bett will. Oder? Wir trinken schon die zweite Runde, ich bin mir sicher, dass es keine dritte geben wird und wir uns gleich nett voneinander verabschieden werden. Kurz bevor mein Glas leer ist, fragt er, ob wir noch was trinken wollen. Ja, warum auch nicht. Wir unterhalten uns gut, vollkommen unverfänglich, eigentlich nur über Musik und Bands. Irgendwann entsteht eine kleine Pause, und ich werde doch unsicher. Warum schaffe ich es eigentlich nicht, ihm einfach zu sagen, dass ich ihn heiß finde? Weil ich Angst habe, dass er das ganz und gar nicht erwidern wird. Klassiker eben, statt mal mutig zu sein und einen Korb zu riskieren, lieber die Klappe halten. Dabei bin ich sonst so selbstsicher. Komischer Typ. Statt weiter über irgendetwas Unverfängliches zu reden, sagt er mir auf einmal ganz offen, dass er mich gerne küssen würde. Hui. Ich habe mit allem gerechnet, damit aber nicht. Seine Art verunsichert mich jetzt noch mehr, deswegen lache ich einfach nur verlegen. Scheiße, dümmste Reaktion. Jetzt ist sie da, diese unangenehme Situation, in der wirklich keiner mehr weiß, was er sagen soll. Dabei finde ich ihn ja auch so gut, aber ich kann es irgendwie nicht wirklich zum Ausdruck bringen. Er verdreht die Augen. »Ja, schon verstanden, muss ja auch nicht sein«, sagt er. Nein, nein, nein, scheiße, nein, ich muss schnell was Gutes antworten, sonst ist er weg. »Küss mich doch einfach, statt zu fragen«, schlage ich vor. Er ist etwas verwirrt, greift meinen Kopf und küsst mich.

Ich frage mich ja, wie man so viel Glück haben kann. Er küsst so gut. So fordernd und tief und mit viel Leidenschaft. Es gibt diese Küsse, die mich sofort ganz weich machen. Die dafür sorgen, dass ich Gänsehaut bekomme und sofort mit jemandem schlafen möchte. So ein Kuss ist das. Ich halte mich an seinem Nacken fest und drücke meine Nägel in seine Haut. Er hält sofort meinen Arm fest. »Stopp, ich steh da total drauf, das kannst du hier nicht machen!« Ich bin leicht irritiert, weil ich nicht weiß, was er meint, es war ja nicht mal ein echtes Kratzen. »Was meinst du denn?« Frage ich ihn und drücke meine Nägel tiefer in die Haut. *»Das!!«*, flüstert er mit gepresster Stimme, schiebt dabei seine Hand unter meine Haare, sein Daumen streicht sanft über meinen Kehlkopf, er drückt leicht zu und küsst mich wieder. Fuck, so heiß. Mir ist so heiß.

»Also Nina, ich gehe jetzt aufs Klo, und du entscheidest, ob du noch mit zu mir kommen willst oder nicht.« Ich denke wirklich drüber nach, während er weg ist. Eigentlich spricht nichts dagegen. So spontan habe ich mich selten verabredet, aber am Ende ist es auch nichts anderes, als jemanden im Club kennenzulernen und mit ihm nach Hause zu gehen. Es ist immer wieder spannend, wie ich mich vor mir selbst versuche zu rechtfertigen, dabei müsste ich das nicht mal. Das macht man aber eben trotzdem immer, weil die leisen Stimmen im Kopf, dass man etwas Unüberlegtes, Gefährliches, Ungeplantes nicht einfach so macht, nie so richtig ruhig sind. Ich schiebe sie trotzdem zur Seite. Es war doch sowieso schon viel früher klar, dass ich mit Ian vögeln will, warum sollte ich mich da jetzt zurückhalten?

Wir gehen sofort, er wohnt nur ein paar Häuser weiter. Schnell noch den Girls die Adresse und seinen Namen schicken. Bei ihm in der Wohnung angekommen, ist es wie immer, wenn man zu zweit in eine Wohnung geht und man sich nicht wirklich kennt. Aus der dunklen, lauten Bar in die helle, leise Wohnung. Es verunsichert Menschen immer, aus der Anonymität in die Intimität zu wechseln. Meistens zum Glück nur kurz.

Ich schaue aus seinem Küchenfenster in die Nachbarwohnungen und denke sofort daran, dass jeder wunderbar sehen könnte, wenn er mich jetzt, genau hier, von hinten am Fenster ficken würde. Die Vorstellung macht mich an. Und er steht wirklich schon hinter mir und fängt an, meinen Hals zu küssen. Ein Schauer jagt den nächsten. Mit einer Hand greift er mein Kinn und zieht meinen Kopf zur Seite, mit der anderen streift er meine Brüste, meine Hüften, meinen Bauch. Ich halte mich am Fensterbrett fest und gucke dabei erwartungsvoll in die gegenüberliegenden Wohnungen, ob nicht doch ein Nachbar durch die Vorhänge schielt, aber ich sehe niemanden.

Egal, Ian nimmt meine Hand und sagt irgendetwas von Schlafzimmer, wo er anfängt, mich auszuziehen. Irgendwie ist alles so vertraut, ich weiß nicht genau, warum ich mich so wohl mit und bei ihm fühle, vielleicht ist es einfach der Rotwein. Aber ich genieße das Gefühl und schmiege mich einfach rein, hoffentlich hört das nicht auf. Das Bett hat einen Rahmen aus Korb, es knarzt und knackt, als er mich aufs Bett legt und meine Hände fest über meinem Kopf hält. Mit dem Mund schiebt er meinen BH zur Seite und fängt an, mit seiner Zunge langsam um meine Nippel zu kreisen. Ich merke, wie sie sich aufrichten und viel empfindlicher werden. Er saugt und lutscht immer fester, dazwischen beißt er sanft und irgendwann auch nicht mehr so sanft. Meine Nerven zucken, ziehen sich bis in meinen Unterleib zusammen. »Sag einfach stopp, wenn dir irgendetwas nicht gefällt!« Ich nicke nur fasziniert.

Nach meinem ersten BDSM-Erlebnis habe ich nicht noch mal mit jemandem Sex gehabt, der wirklich darauf steht. Ich hatte auch kein Bedürfnis, das weiter auszubauen, scheiß Erfahrungen prägen eben auch. Irgendwie war das Thema für mich dann auch schon so überreizt, weil es dank *Shades of Grey* in jeder beschissenen Zeitung, auf jedem Blog und auf jeder Party Thema war. Vielleicht habe ich es mir selbst nicht mehr gestattet, weil ich nicht richtig sagen konnte, ob es mich nur noch reizte, weil man überall darüber las oder weil ich es wirklich gut finde. Außerdem braucht man dazu einen Partner, dem man vertraut. Nach der letzten Erfahrung wusste ich nicht mal, ob ich noch mal jemanden finde, dem ich dabei vertraue.

Das klingt jetzt vielleicht lächerlich, weil ich hier von einem Mann rede, den ich gerade über Tinder kennengelernt habe und mit ihm noch am selben Abend nach Hause gehe. Es ist auch nur ein Gefühl, aber ich habe in den letzten zwei Jahren sehr viel über die Menschen, mit denen ich schlafe, gelernt. Bei Ian bin ich mir irgendwie einfach sicher, dass er nie etwas machen würde, was meine Grenzen überschreitet. Liegt vielleicht auch an den Gesprächsinhalten, die wir den Abend über so hatten. Oder an den gemeinsamen Interessen. Täuschen kann man sich immer, aber gerade tue ich es nicht, und wenn es im Nachhinein doch eine Enttäuschung sein sollte, dann habe ich eben wieder etwas gelernt, nämlich, dass meine Menschenkenntnis doch nicht so gut ist, wie ich dachte.

Ich höre sofort wieder auf, darüber nachzudenken, als Ian mir noch fester in meine Brustwarze beißt. Mmmmmmmh, aua. Der Schmerz ist kein richtiger, mein Körper kann das nicht wirklich unterscheiden, ich kann es auch nicht richtig erklären. Es geht nicht darum, dass ich auf Schmerzen stehe. Es geht darum, dass ich dabei sensibler werde. Dass der Reiz auf der Haut stärker ist. Die Adrenalinausschüttung wird stärker, es ist wie ein Rausch. Er saugt und lutscht und beißt, und mein Körper reagiert. Meine Hüfte hebt sich automatisch, ich stöhne leise. Oh, er weiß genau, was er macht, und ich liebe es. Die Erinnerungen verschwimmen irgendwie, alles ist so intensiv. Ian dreht mich um, kratzt mir über den Rücken und *klatsch,* knallt seine flache Hand auf meinen Arsch. Ich erschrecke mich kurz, weil ich noch nicht damit gerechnet habe, dass er sofort so selbstbewusst anfängt mich zu spanken. Aber ich stehe drauf. Vor allem, weil er gleichzeitig anfängt, mich von hinten zu ficken. Yes. Nach jedem Schlag auf eine meiner Arschbacken dringt er tief in mich ein. Es macht mich an, dass er einfach macht, worauf er Lust hat, und mir vertraut, dass ich meine Grenzen kenne. Nicht falsch verstehen, wäre ich nicht so selbstsicher, fände ich das wahrscheinlich richtig scheiße, weil ich mich nicht trauen würde, etwas zu sagen, wenn ich irgendetwas nicht möchte. Aber Ian weiß, dass ich nicht auf den Mund gefallen bin, und deswegen weiß er auch, dass er mich so lange ficken kann, wie er will, bis ich was sage. Woher er das wissen soll, fragt man sich jetzt zu Recht. Ihr kennt euch doch erst seit einem Abend, wie soll das gehen? Woher weißt du denn, dass er wirklich aufhören wird, wenn du es ihm sagst? Sein Schwanz ist minimal zu groß für mich, oder ich bin heute extrem empfindlich, vielleicht auch beides. Oder es ist einfach wirklich nur wahnsinnig intensiv. Vielleicht liegt es auch daran, dass ich lange keinen Sex hatte. Dann spüre ich alles doppelt so intensiv. Egal, die Mischung sorgt dafür, dass ich tatsächlich mehrere Orgasmen hintereinander habe. Ian ist davon fasziniert, ich weiß nicht, ob er sich vielleicht sogar mehr darüber freut als ich. »Ich will dich fesseln, ist das okay für dich?«, fragt er mich. Ob das okay ist? Aber hallo ist das okay! Und siehe da, er hat direkt am Bett schon angebrachte Stofffesseln. Die Sau. Geil.

Mit den Klettverschlüssen fixiert er meine Handgelenke. »Füße auch?« Warum nicht? »Füße auch!« Er schiebt mir ein Kissen unter den Kopf und setzt sich auf meinen Oberkörper. Dann drückt er mir seinen Schwanz in den Mund. Der Winkel ist scheiße, kann ich ihm aber mit vollem Mund leider nicht sagen, also versuche ich, meinen Kopf in eine etwas bessere Position zu rücken und lasse meine Zunge um seine Eichel kreisen, bis er stöhnt. Irgendwann steht er auf und greift nach einer Kerze. Uuuuh, Wachs. Habe ich noch nie ausprobiert, aber warum nicht, kann ja nicht sooo heiß sein. Er lässt langsam ein paar Tropfen mit viel Abstand zwischen meine Brüste tropfen. Der Abstand ist wichtig, damit das Wachs schon ein bisschen auskühlen kann. Es gibt auch extra Kerzen für genau solche Spielchen, bei denen das Wachs nicht so megaheiß wird. Ich mag es trotzdem, es ist nur kurz heiß und dann irgendwie angenehm. Das getrocknete Wachs spannt leicht auf meiner Haut und verstärkt den Reiz. Finde ich super. Und dann ist er wieder in mir und vögelt mich. Die Fußfesseln lösen sich dabei, ich schlinge meine Beine um ihn und bewege mich mit ihm und bin schon wieder kurz vorm Kommen, er aber auch, also kommen wir zusammen, und er bleibt ganz erschöpft auf mir liegen. Wow. So kann das also doch auch noch laufen, hätte keiner von uns beiden erwartet.

Ich will einfach nur noch schlafen, glücklich und so befriedigt. Keine Ahnung, ob ich das träume oder ob wir wirklich in der Nacht immer mal wieder Sex haben. Morgens bin ich aber wach genug, um mir sicher zu sein, dass wir gerade wirklich wieder Sex haben. Schön.

Danach macht Ian mir einen Tee. Das Wasser macht er in der Mikrowelle warm. Hab ich auch noch nie erlebt. Der Tee schmeckt dadurch richtig scheiße. Aber ich bin zu höflich, ihm das zu sagen. Ist ja auch egal. Wiedersehen werden wir uns definitiv. Und dann trinke ich einfach Wasser.

Ian hat mir gezeigt, wie schön es wirklich sein kann. Mit und ohne BDSM-Elemente. Die Mischung ist eine gute, weil wir auch eine sehr liebe Ebene miteinander haben, wenn wir nicht miteinander schlafen. Wir reden viel über Polygamie, unsere Erfahrungen in unseren Beziehungen und ob Polyamorie, also mehrere Liebesbeziehungen parallel zu führen, ernsthaft möglich ist. Er ist dabei so offen und witzig, dass ich daran glauben kann. Wenn es mehr so offene, bewusste und schöne Menschen gäbe wie Ian. Aber sobald ich wieder alleine bin, werde ich immer wieder unsicher, ob wir uns dafür nicht alle viel zu sehr selbst im Weg stehen. Ich bin davon überzeugt, dass man nicht zwangsläufig monogam leben muss, wenn man eine Beziehung führt. Aber um das umsetzen zu können, muss man eben auch erst mal eine Vertrauensebene aufbauen, die das zulässt. Von vornherein zu verlangen, dass jeder damit klarkommt, polygam zu leben, ist meiner Meinung nach eher unrealistisch.

One, two, threesome

Vor Jahren habe ich mich mal gefragt, warum ich eigentlich auch auf Frauen stehe. Ich habe lange über die sexuellen Kategorisierungen nachgedacht. Hauptsächlich schlafe ich mit Männern. Mit Frauen hatte ich aber auch schon immer was. Nicht immer Sex, aber auch, wie das eben so ist.

Ich wusste nicht, ob das bedeutet, dass ich bisexuell bin. Ab wann ist man denn überhaupt bisexuell, wer bestimmt die Grenzen und warum? Muss ich dafür auch eine Beziehung mit einer Frau führen? Und was ist, wenn ich nur was mit Frauen habe, weil mir in dieser Gesellschaft beigebracht wurde, dass ich als Frau sexuell ruhig mal an das gleiche Geschlecht randarf, weil es ein meist unerfüllter Männertraum ist, mal mit zwei Frauen zu vögeln oder ihnen dabei zuzugucken? Bei zwei Männern gucken wir aber lieber weg. Ih, schwul. Das hat mich lange verunsichert, und ich habe mich auch irgendwie nie richtig getraut, mit irgendwem darüber zu reden, weil ich Angst hatte, nicht ernst genommen zu werden. Irgendwann habe ich beschlossen, mir keine Gedanken mehr darüber zu machen, ob und wie ich meine sexuelle Orientierung kategorisieren sollte. Weil es einfach scheißegal ist. Ich liebe schöne Menschen, ich liebe Sex. Punkt. Mit wem und wie oft ist allein meine Sache und lässt sich nicht so einfach in irgendeine Schublade stecken.

Und genau da wurde mir auch bewusst, dass mein Leben, so wie ich es führe, wahnsinnig privilegiert ist. Wirklich. Ich kann ficken, mit wem ich will, und am Ende interessiert es kein Schwein. Wenn es Grenzen gibt, dann erschaffe ich sie selber. Das war der Moment, in dem ich mir schwor, alles auszuprobieren, worauf ich Lust habe. Ich habe nur dieses Leben, es gibt genug äußere Zwänge, denen ich mich jeden Tag ausgeliefert sehe, ich will mich nicht auch noch in meiner Sexualität einschränken lassen, das habe ich viel zu lange gemacht, und es hat mir wirklich nie gutgetan.

Mir ist klar, dass das viel einfacher klingt, als es umzusetzen ist. Ich glaube auch nicht, dass jeder diese Rastlosigkeit verstehen kann. Die Sehnsucht nach einem Partner, der immer da ist, schließt für mich aber die Sehnsucht nach sexuellen Erfahrungen nicht aus. Kann ich nicht eine vertrauensvolle intime Partnerschaft führen und trotzdem Sex mit verschiedenen Menschen haben? Was hat mich denn jahrelang an diesem Konzept gehindert? Richtig, die Eifersucht. Die Angst, verlassen zu werden. Die immer schwelende Verlustangst. Dabei ist dieser Besitzanspruch an eine Person doch eigentlich absurd.

Es gab Zeiten, da bin ich schon bei dem Gedanke, dass mein Partner was mit einer anderen haben könnte, an die Decke gegangen. Das ist ja die Königsdisziplin in Lug und Betrug. Kommt trotzdem in fast jeder monogamen Zweierbeziehung vor. Und ich glaube nicht, dass es daran liegt, dass einer immer das Arschloch ist, sondern weil wir es nicht besser wissen. Denn es ist die einzige wirklich akzeptierte Beziehungsform, die wir lernen. Alles andere ist Hippiescheiße. Oder halt nicht echt. Denn bitte, wie kann man von echter, tiefer Liebe sprechen, wenn man die Unverschämtheit besitzt, auch noch andere Menschen attraktiv zu finden?

Man muss sich jetzt auch nicht schlecht fühlen, wenn man so empfindet, ich habe das ganz lange genauso gesehen und brauchte erst mal ein paar Jahre, bis ich verstanden hatte, dass man sich aus diesen Konstrukten mehr oder weniger befreien kann, wenn man möchte. Und das Geile daran ist ja: Alles kann, nichts muss.

Ein Dreier. Das größte Mysterium und die vermutlich häufigste Fantasie in hetero-normativen Männerköpfen. Also er als Protagonist mit zwei Frauen, versteht sich. Das Szenario sieht dann immer ungefähr so aus: Zwei heiße Frauen gehen mit dem Typen ins Bett, haben aber am besten nicht nur mit ihm was, sondern auch miteinander, was er sich auch richtig gerne anguckt. Er wird von zwei Weibern gleichzeitig befriedigt, und er kann am nächsten Tag seinen Freunden erzählen, dass er zwei Frauen gefickt hat. Jackpot. Herzlichen Glückwunsch.

Ich weiß nicht, wie oft ich schon von Männern, mit denen ich im Bett war, gefragt wurde, ob ich schon mal einen Dreier hatte, und fast jeder hat gefragt, ob ich Lust auf einen mit ihm und einer anderen Frau hätte. Auf die Frage, warum nicht mit einem zweiten Mann, gibt es viele Variationen der immer gleichen Antwort. »Hm, ja nee, mit einem anderen Mann kann ich mir das nicht vorstellen, ich bin ja nicht schwul.« Oder: »Ich steh nicht auf Schwänze, einer reicht doch.« Noch besser: »Ich bin nicht so gut im Teilen, ich wäre bestimmt eifersüchtig.«

Also, um das noch mal festzuhalten, ihr wollt gerne mit zwei Frauen vögeln, die eurer Logik nach vermutlich lesbisch sein müssen, weil sie dann ja auch was miteinander haben sollen, sonst ist es ja auch langweilig. Mit einem andern Mann einen Dreier könnt ihr euch nicht vorstellen, weil ihr ja nicht schwul seid, denn wer mit einem Mann ins Bett geht, *muss* ja schwul sein, und teilen wollt ihr auch nicht, also außer mit einer anderen Frau, die ist ja keine echte Konkurrenz, weil nur Schwänze echte Konkurrenten sind – richtig?

Das hat mit sexueller Offenheit echt wenig zu tun, und wenn du diese Argumente als deine eigenen erkennst, bist du leider ein homophober Idiot mit Besitzansprüchen, die dir nicht zustehen. Und nein, ich schließe da Frauen nicht aus.

Mich nervt das, weil ich außerhalb dieses festen Rahmens nie Menschen treffe, die einfach Spaß daran haben, mit mehreren Menschen gleichzeitig Sex zu haben, egal, ob mehr Männer oder mehr Frauen im Spiel sind. Aber dann habe ich Ian kennengelernt.

Wir tanzen im Dreieck – Ian und Brody

Noch eine Station. Nur noch eine. Ich steige aus, wie in Trance laufe ich zu Ian. Keine Ahnung, wann ich das letzte Mal so aufgeregt war. Die Mischung aus Vorfreude und Angst ist fast unerträglich. Zum Glück überwiegt die Vorfreude. Ich krame noch schnell einen Kaugummi aus der Tasche, fahre mir noch mal durch die Haare, atme tief ein und klingle. Ob sie auch schon da ist? Irgendwie hoffe ich, dass ich als Erste ankomme, fühlt sich besser für mich an. Sicherer. Ian macht mir die Tür auf, umarmt mich kurz. Er merkt sofort, wie nervös ich bin. Komischerweise wirkt er vollkommen ruhig. Wie macht er das? Er macht mir einen Drink, wir gehen ins Wohnzimmer und setzen uns auf sein Sofa. Eigentlich haben wir alles besprochen. Wir reden trotzdem sofort darüber, wie es sein wird, wenn Brody gleich dazukommt. So richtig können wir es uns trotzdem nicht vorstellen. Vielleicht sollten wir auch einfach mal nicht mehr so viel reden, denke ich mir und küsse Ian. Das beruhigt mich, weil ich dabei mein Gehirn ausschalten kann.

Wie gesagt, theoretisch haben wir schon alles besprochen. Ich habe eine Affäre mit Ian, Ian hat eine Affäre mit Brody, Ian hat uns beide gefragt, ob wir Lust auf Sex zu dritt hätten, und ich habe ohne weiter nachzudenken ja gesagt. Brody anscheinend auch. Er hat uns beiden Bildern voneinander geschickt. Brody ist heiß. Klein, wunderschöner Mund. Irgendwas zwischen Punk, Gothic und Berghain-Hipster. So very Berlin. Ihre beiden Brustwarzen sind gepierct. Finde ich super, bin selbst aber zu feige dafür.

Aber wie macht man das, so einen geplanten Dreier? Ich stell mir das irgendwie schwierig vor, woher soll man denn wissen, ob man sich wirklich versteht und sich auch wirklich heiß findet? Und ist die Stimmung nicht viel zu steril, wenn man das so verhandelt? Aber genauer betrachtet, läuft so ein Zweier-Tinder-Date ja auch nicht anders ab, man steckt seine Grenzen ab, und am Ende passt es oder eben nicht. Unangenehm ist es sowieso immer, wenn der Funke nicht überspringt. Trotzdem ist es irgendwie strange. Die eineinhalb Dreier, die ich in meinem Leben bis jetzt hatte, waren immer besoffene fixe Ideen. Leider war die Umsetzung im Bett dann immer nur halb so heiß wie die Fantasie, die im Club noch alle heißgemacht hat. Und wenn das schon nicht klappt, warum sollte dann ein geplanter Dreier besser funktionieren? Oder vielleicht ist diese Variante auch viel sinnvoller, weil alle wissen, worauf sie sich einlassen? Ich bin mehr als bereit, das herauszufinden.

Ian und Brody sind aber superentspannt, wir machen direkt mal eine Chat-Gruppe auf und schreiben uns eigentlich jeden Tag, bis zu unserem Date. Über alles, über uns, über Musik und Kultur und natürlich über Tinder und Sex in Berlin. Ian kommt aus Schottland, Brody aus Hawaii. Megaguter Mix. Ich meine, hallo? Ich plane einen Dreier mit einem Schotten und einer Hawaiianerin! Das muss ich mir zumindest selbst immer mal wieder sagen, damit ich das auch glaube, weil es irgendwie absurd klingt.

Und weil eine Chat-Gruppe ja nicht reicht, erstellt Brody eine Spotify-Playlist und nennt sie »Vorspiel«. Beste Idee. Wir laden alle nach und nach Songs rein, die wir uns für unser erstes Date gut vorstellen können. Ich höre die Playlist jeden Tag und versuche mir dabei vorzustellen, wie es denn sein wird, wenn wir uns endlich treffen. Ein Song brennt sich in mein Gehirn, und ich werde wahrscheinlich noch in 30 Jahren dabei an die beiden denken. Schön. Und weil wir alle so entspannt und erwachsen sind, besprechen wir vorher auch schon das Thema Verhütung. Klar, ist ja auch wichtig. Ist zu dritt nämlich gar nicht mal so einfach. Uns ist schon ziemlich klar, dass es keine hundertprozentige Sicherheit gibt. Die gibt es auch zu zweit nicht. Aber natürlich ist das Risiko zu dritt schon höher, wenn keiner auf Oralsex verzichten will. Wir einigen uns darauf, dass wir das am besten besprechen, wenn wir uns sehen, da kann man auch gleich einschätzen, ob die Vertrauensebene funktioniert oder eben nicht.

Und so sitze ich jetzt aufgeregt bei Ian auf dem Sofa und warte gespannt wie ein Flitzebogen auf Brody. Und dann klingelt es, und mein Blutdruck sackt kurz Richtung Boden. Ian öffnet die Tür, ich höre Schritte im Hausflur und ihre Begrüßung, und weil ich es höflicher finde, auch mal in den Flur zu kommen, um hallo zu sagen, stehe ich auf und schaue vorsichtig um die Ecke. Brody ist weniger zaghaft und umarmt mich sofort, wir lachen alle drei.

Mit Drinks in der Hand und klopfenden Herzen setzen wir uns wieder ins Wohnzimmer. Brody und ich sitzen nebeneinander, Ian uns gegenüber auf einem Sessel. Wir reden, es ist spannend, aber nicht unentspannt, eher sogar witzig. Wir kichern viel und reden genauso wie in unserem Chat über alles Mögliche, zwischendurch auch immer wieder über Sex und uns. Irgendwie ist uns allen klar, dass keiner aussteigen wird. Und irgendwie ist es auch wirklich so, als würden wir uns schon länger kennen. Vielleicht liegt das auch nur daran, dass wir beide mit Ian schlafen und seit knapp zwei Wochen chatten.

Wir reden über Tabus. Verhütung ist wieder Thema, wir einigen uns darauf, dass wir alle Oralsex haben wollen, aber natürlich mit Kondomen verhüten. Hoffentlich hat Ian genug. Ich komme mir irgendwie abgebrüht vor und denke darüber nach, ob es die Stimmung vielleicht doch kaputtmacht, als Brody anfängt, mich zu küssen. Ganz leicht und vorsichtig. Sie schmeckt nach Gin Tonic und irgendwie süß. Wir knien auf dem Sofa und vergessen Ian für einen Moment, bis er auf einmal hinter mir ist, mein Haar zur Seite streift und anfängt, meinen Hals zu küssen. Ich bekomme Gänsehaut. Brodys Hände wandern zeitgleich mit Ians über meine Hüften, Arme und Brüste. Und dann beugt sich Ian zu Brody, und die beiden küssen sich. Ich beobachte sie fasziniert, und es macht mich echt an. Man guckt ja eher selten bis nie anderen so nah und lange beim Küssen zu. Ian steht auf und zieht uns ins Schlafzimmer, wo wir uns im Stehen gegenseitig ausziehen und küssen und anfassen und immer wieder ungläubig grinsend angucken. Die Stimmung ist elektrisiert, aber trotzdem ganz entspannt, ich bin mir absolut sicher, dass es kein Problem wäre, wenn einer von uns doch abbrechen würde. Ich bin mir auch sicher, dass die anderen beiden dann zu zweit weitermachen würden. Das beruhigt mich zusätzlich.

Ich liege auf dem Bett. Brody kniet zwischen meinen Beinen,

ihre Zunge kreist um meinen Kitzler. Ich versuche zu spüren, ob ich mit geschlossenen Augen an irgendetwas festmachen kann, dass mich gerade eine Frau leckt. Kann ich aber nicht, außer, dass sie es wesentlich besser kann als die meisten Männer. Wunder, o Wunder. Ian liegt neben mir und küsst abwechselnd mich und meine Brüste. Manchmal beißt er auch leicht. Meine Synapsen sind absolut überflutet mit Reizen, mehr als genießen geht gar nicht.

Brody hat kleine, wunderschöne Brüste. Die Piercings klacken leise gegen meine Zähne, während ich ihre Nippel im Mund habe. Ich beiße leicht, sie stöhnt, als ich gleichzeitig zwei Finger in sie schiebe. Zeigefinger und Mittelfinger, um genau zu sein.

Ich will unbedingt wissen, wie sie schmeckt. Ihre Muschi ist klein und irgendwie niedlich. Und sie schmeckt wirklich gut. Süß und nach Sex und gut. Hoffentlich hören wir nie auf damit. Eigentlich dachte ich, dass wir vielleicht überfordert miteinander sein würden. Oder dass die Stimmung kippt. Aber wir sind ein wirklich gutes Team. Alle drei. Keiner wird vernachlässigt. Wir blasen Ian zusammen einen. Abwechselnd, und zwischendurch küssen wir uns immer wieder. Er guckt uns dabei zu und kann es anscheinend nicht so richtig fassen. Verständlich, passiert ja auch nicht so oft.

Wir haben lange Sex und sind alle ziemlich happy. Wir schlafen auch sofort ein, fix und fertig, wie wir sind. Ich mag es, zu dritt im Bett zu schlafen, aber auch nur, weil ich nicht in der Mitte liegen muss. Brody muss schrecklich früh aufstehen und verabschiedet sich gefühlt mitten in der Nacht von uns. Als ich aufwache, guckt Ian mich schon an. »Ich kann gar nicht glauben, dass das wirklich passiert ist und es so gut war«, sagt er. Ich kann ihm nur zustimmen. Und weil wir allein die Erinnerung an die Nacht so heiß finden, vögeln wir sofort noch mal miteinander. Wir haben beide einen Funken schlechtes Gewissen, weil Brody nichts davon hat, aber wir schicken ihr ein Bild.

Danach ziehe ich mich an, verzichte lieber auf den Tee und fahre mit der Bahn nach Hause. Noch auf dem Weg schickt Ian drei Fotos in den Gruppen-Chat, auf keinem ist ein Gesicht zu erkennen, aber Körper und Sex. Meine ersten Sexbilder. Und sie sind wirklich wunderschön.

Ich muss zugeben, dass ich ein- oder zweimal doch kurz mal über das Risiko nachdenke. Aber ich wusste ja auch vorher, auf was ich mich einlasse. Einen Test werde ich danach trotzdem machen, ist eh mal wieder an der Zeit.

Das Internet ist durchgespielt – Abspann

Wenn ich etwas in meiner sehr aktiven Online-Zeit gelernt habe, dann, dass alles möglich ist. Egal, ob du eine Partnerschaft, Freunde oder Sex suchst, finden kannst du alles, ohne größere Anstrengungen. Die Frage, die ich mir immer wieder stellen muss und musste, ist aber, was das eigentlich mit mir macht. Meine Kommunikation mit meinen Freunden und Bekannten läuft zu 98 Prozent über das Internet. Ich zeige mit Bildern bei Instagram, was ich so mache, was ich trage, was ich esse, wo ich bin und mit wem ich unterwegs bin. Bei Facebook gebe ich meine Meinung zu allen möglichen Themen kund, diskutiere mit Freunden oder Fremden über wichtige und unwichtige Dinge. Ich gratuliere Menschen, die ich nicht gut genug kenne, um sie anzurufen oder zu sehen, bei Facebook zum Geburtstag. Bei Tinder suche ich mir jemanden zum Vögeln oder einfach nur Bestätigung. Bei WhatsApp erzähle ich meinen vielen Freunden dann vom letzten Sex Date.

Eigentlich bin ich die ganze Zeit damit beschäftigt, eine wahnsinnige Informationsmasse aufzunehmen oder selektiv weiterzugeben. Und in der ganzen Zeit sitze ich alleine zu Hause. Ich könnte auch das Gegenteil der Informationen weitergeben, ändern würde es nicht viel. Mein Suchtpotenzial, was das Internet und die Bestätigung, die ich mir hier hole, betrifft, ist enorm groß. Das ist mir bewusst geworden, als ich mit meiner Schwester telefoniert habe und extra mein

Headset benutzt habe, damit ich währenddessen tindern oder Bilder bei Instagram angucken kann. Das hat mich im Nachhinein ganz schön erschreckt. Kann ich echt nicht mal mehr telefonieren, ohne nebenbei das Internet nach neuen interessanten und verwertbaren Informationen zu durchsuchen? Wie viel Zeit verbringe ich wohl tagsüber am Handy, nur um mir das Leben der anderen anzugucken oder darüber zu reden, statt mein eigenes zu leben? Und wann habe ich das letzte Mal ein Buch gelesen, ohne zwischendurch immer wieder auf mein Handy zu gucken, ob ich neue Nachrichten, Tinder-Matches oder Likes auf meine Bilder habe?

Wenn ich mein Handy mal nicht finde, der Akku alle ist oder ich es sogar irgendwo vergessen habe, werde ich panisch. Wirklich. Irgendetwas in mir zieht sich ganz eng zusammen, und ich kann nur noch daran denken, wie ich am schnellsten wieder an mein Handy komme. Als wäre es überlebensnotwendig. Das ist schrecklich, und das macht mir Angst. Also habe ich eine App installiert, die mir sehr detailliert am Ende des Tages sagt, wie oft ich mein Handy entsperrt habe und welche App ich wann und wie lange genutzt habe. Das Ergebnis ist nicht weniger erschreckend als der Fakt, dass ich eine App dafür brauche, um meinen Konsum realistisch einschätzen zu können. Im Schnitt habe ich mein Handy am Tag um die 200 Mal entsperrt. Allein für Instagram und Tinder sind drei Stunden meines Tages draufgegangen.

Ich war immer vollkommen davon überzeugt, dass ich die Nutzung absolut im Griff habe, als ich schön längst absolutes Suchtverhalten an den Tag legte. Es ist wichtig, ein gesundes Maß zu finden, wie mit den meisten Dingen, die abhängig machen. Die Erfahrungen will ich aber auf keinen Fall missen. Und genau deswegen habe ich mich für einen bewussteren Umgang mit dem Internet und meinem Handy entschieden.

Weniger virtuelle Kontakte. Die wichtigen Menschen lieber häufiger sehen. Tinder einfach mal löschen, weil es mich sowieso nur langweilt. Weniger Narzissmus. Mehr Dinge im echten Leben machen. Zum Beispiel in den Botanischen Garten oder in ein Museum gehen. Mal wieder Zeitung lesen. Und abends in die Kneipe. Und wenn ich telefoniere, einfach nur telefonieren. Seitdem lasse ich mein Handy auch einfach mal zu Hause. Oder aus. Und es macht mir nichts, im Gegenteil, irgendwie ist es wirklich befreiend. Und guten Sex habe ich immer noch, auch ohne Tinder.

*Ich danke allen Menschen,
mit denen ich Sex hatte.*